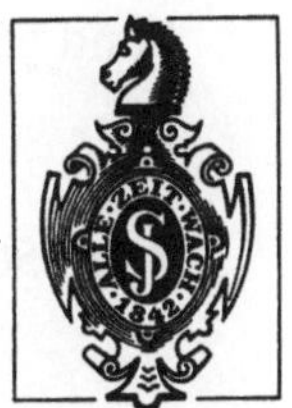

Monographien aus dem
Gesamtgebiete der Psychiatrie

56

Herausgegeben von
H. Hippius, München · W. Janzarik, Heidelberg
C. Müller, Onnens (VD)

W. an der Heiden
B. Krumm H. Häfner

Die Wirksamkeit ambulanter psychiatrischer Versorgung

Ein Modell zur Evaluation extramuraler Dienste

Mit 24 Abbildungen

Springer-Verlag
Berlin Heidelberg New York
London Paris Tokyo

Dr. sc. hum. Wolfram an der Heiden, Dipl.-Psych.
Zentralinstitut für Seelische Gesundheit Mannheim
J 5, Postfach 5970, D-6800 Mannheim 1

Dr. rer. nat. Bertram Krumm
Zentralinstitut für Seelische Gesundheit Mannheim
J 5, Postfach 5970, D-6800 Mannheim 1

Prof. Dr. Dr. Heinz Häfner
Direktion, Zentralinstitut für Seelische Gesundheit Mannheim
J 5, Postfach 5970, D-6800 Mannheim 1

ISBN-13:978-3-642-83731-9   e-ISBN-13:978-3-642-83730-2
DOI: 10.1007/978-3-642-83730-2

CIP-Titelaufnahme der Deutschen Bibliothek
Heiden, Wolfram an der:
Die Wirksamkeit ambulanter psychiatrischer Versorgung : ein Modell zur Evaluation extramuraler
Dienste / W. an der Heiden ; H. Häfner ; B. Krumm. – Berlin ; Heidelberg ; New York ; London ;
Paris ; Tokyo : Springer, 1989
(Monographien aus dem Gesamtgebiete der Psychiatrie ; 56)
ISBN-13:978-3-642-83731-9

NE: Häfner, Heinz:; Krumm, Bertram:; GT

2125/3130-543210

Inhaltsverzeichnis

VIII

0 Einleitung

Psychiatrische Versorgungsforschung, d.h. die Untersuchung von Einrichtungen oder Teilsystemen der psychiatrischen Versorgung hat in der Bundesrepublik Deutschland noch keine lange Tradition. Solange sich die Versorgung psychisch Kranker nahezu ausschließlich unter dem Dach gemeindefern gelegener psychiatrischer Großkrankenhäuser konzentrierte, war mit der Isolation der Kranken auch eine weitestgehende Vernachlässigung der Behandlungsinstitutionen verbunden. Diese Sonderstellung von Kranken und Krankenhäusern hatte nicht nur einen Rückstand der Psychiatrie gegenüber den Fortschritten der übrigen Medizin zur Folge (Häfner, 1970), solange der Versorgungsschwerpunkt in der Dauerunterbringung psychisch Kranker bestand, erübrigte sich scheinbar auch die Frage nach Arbeitsweise und Wirksamkeit der Institutionen.

Dieser Zustand änderte sich erst, als auch in der Bundesrepublik mit den verbesserten Behandlungsmethoden das Konzept der Unterbringung psychisch Kranker zugunsten therapeutischer und rehabilitativer Bemühungen an Bedeutung verlor. In der Folge gewannen auch die Fragen nach der Organisation, Funktionsweise und Wirksamkeit einzelner Komponenten des Versorgungssystems an Gewicht.

Es blieb zunächst einigen wenigen Zentren in der Bundesrepublik vorbehalten, Schrittmacherdienste beim Aufbau gemeindenaher Versorgungsstrukturen und der Evaluation der damit einhergehenden Veränderungen zu leisten. Hierzu gehört das Zentralinstitut für Seelische Gesundheit in Mannheim. Als Einrichtung in der Tradition der Heidelberger sozialpsychiatrischen Schule (Häfner, 1979) - die 1968 gegründete Sozialpsychiatrische Klinik an der Universität Heidelberg ging 1975 im Zentralinstitut auf - gingen von diesem Institut und seiner Heidelberger Vorgängerin schon frühzeitig Impulse für eine Neustrukturierung der psychiatrischen Versorgung aus (z.B. Häfner, 1965, 1970, 1971), die letztlich auch in den Enquete-Bericht zur Lage der psychiatrischen Versorgung in der BRD (Deutscher Bundestag, 1975) Eingang fanden.

Entscheidend für die Entwicklung der Versorgungsforschung war die Einrichtung des Sonderforschungsbereiches 116 - Psychiatrische Epidemiologie - der Universität Heidelberg, mit Sitz am Zentralinstitut. Versorgungsbezogene Forschungsvorhaben bildeten von Beginn an eines der Schwerpunktthemen innerhalb des SFB 116. Im Rahmen des in den Jahren von 1977 bis 1982 geförderten Projektes 'Bedarf und Inanspruchnahme von Nachsorgeeinrichtungen für schizophrene Patienten aus Mannheim' wurde das empirische Material gewonnen, auf dem die hier vorgelegte Arbeit basiert.

Einen weiteren herausragenden Beitrag zur Versorgungsforschung leistete das in der Bundesrepublik einzigartige kumulative psychiatrische Fallregister (Häfner und Klug, 1981). Das während des Aufbaus als Projekt der Deutschen Forschungsgemeinschaft geförderte Register wurde nach Abschluß der Förderung 1977 in das Zentralinstitut übernommen. Es diente bis zu seiner zwangsweisen Stillegung im Jahr 1981 (vgl. hierzu Häfner und Pfeifer-Kurda, 1986) als Instrument zur langfristigen Beobachtung (monitoring) der Inanspruchnahme von psychiatrischen Einrichtungen und der wissenschaftlichen Begleitung von Veränderungen auf den verschiedenen Ebenen der Versorgung (Häfner und Klug, 1980, 1981, 1982; Häfner et al., 1983; Häfner und an der Heiden, 1982, 1983, 1984).

Auf diesem Hintergrund ist die vorliegende Arbeit zu sehen: nicht als isolierter Beitrag, sondern als ein Baustein zum besseren Verständnis der Prozesse, die mit einer veränderten Versorgungskonzeption für psychisch kranke Menschen einhergehen.

1 Von der krankenhauszentrierten zur gemeindenahen Versorgung psychisch Kranker

Nach den einschneidenden Veränderungen, denen die Organisation der Versorgung psychisch Kranker in den vergangenen zwei Jahrhunderten unterworfen war (Schipperges, 1975; Alexander und Selesnick, 1969), rückte in den letzten 30 Jahren die Einrichtung in den Mittelpunkt kritischer Auseinandersetzung, die bis dahin die dominierende Rolle in der psychiatrischen Versorgung innehatte: das psychiatrische Krankenhaus. Relativ unabhängig von den jeweiligen versorgungsstrukturellen Rahmenbedingungen in vielen Ländern der westlichen Welt war es immer auch die Kritik an den Zuständen in den stationären Einrichtungen, die einen grundlegenden Wandel in der Versorgung, vor allem der chronisch psychisch Kranken, in die Wege leitete.

Wesentliche Elemente dieser in den angelsächsischen Ländern als 'Deinstitutionalization' bezeichneten Bewegung waren zum einen die Forderung nach Verkleinerung oder Schließung psychiatrischer Großkrankenhäuser und zum anderen die Vorstellung eines differenzierten Systems gemeindenaher psychiatrischer Versorgung (Bachrach, 1977a).

Nicht immer stand die Versorgung in der Gemeinde so im Mittelpunkt von Reformmaßnahmen, wie es beispielsweise durch die Zielvorgaben des National Institute of Mental Health in den USA aus dem Jahr 1975 zum Ausdruck kommt (Bachrach, 1976; zit. nach Braun et al., 1981, S.739):

1. The prevention of inappropriate mental hospital admissions through the provision of community alternatives for treatment.

2. The release to the community of all institutionalized patients who have been given adequate preparation for such a change.

3. The establishment and maintenance of community support systems for noninstitutionalized people receiving mental health services in the community.

In der Praxis umfaßte die Bewegung vielmehr ein Kontinuum von 'Spielarten ambulanter Grundeinstellungen' (Katschnig, 1977; vgl. auch Braun und Degen, 1982), die von bloßer Krankenhausfeindlichkeit bis hin zur Forderung nach gemeindenaher Psychiatrie als Handlungs- und

Organisationsprinzip (Dörner et al., 1979), unter Einbeziehung sozialer Netzwerke, reichte.

Diese verschiedenen Grundeinstellungen hatten zwangsläufig auch unterschiedliche Konsequenzen für die praktische Umsetzung versorgungspolitischer Neuerungen. Nicht immer waren diese so spektakulär wie in Italien, wo 1978 per Gesetz die Schließung öffentlicher psychiatrischer Anstalten angeordnet, bzw. Neueinweisungen praktisch für unzulässig erklärt wurden. Vielfach fehlte es jedoch auch dort, wo parallel zum Abbau von Betten und einer z.T. drastischen Verkürzung der durchschnittlichen Verweildauer im Krankenhaus mit dem Aufbau alternativer gemeindenaher Versorgungseinrichtungen begonnen wurde, an gesichertem Wissen zur Funktion und Wirkungsweise von Diensten. Intra- und extramurale Versorgung waren häufig nicht aufeinander abgestimmt, es fehlte weitgehend an Daten und Möglichkeiten, die Auswirkungen einer veränderten Versorgungsstruktur zu kontrollieren.

In den USA wurde beispielsweise der Aufbau gemeindenaher Behandlungszentren in Form des 'Community Mental Health Center Program' aus dem Jahr 1963 erst zum offiziellen Bestandteil nationaler Versorgungspolitik, als Bettenabbau und die Verkleinerung psychiatrischer Krankenhäuser bereits in vollem Gange waren (Bassuk und Gerson, 1978).

Die Folgen blieben nicht aus. Die mehr aus Überzeugung denn aus gesichertem Wissen eingeführte außerstationäre Versorgung konnte vielerorts die in sie gesetzten Erwartungen nicht erfüllen.

Ähnlich die Entwicklung in Großbritannien. Mit dem Mental Health Actaus dem Jahr 1959 wurde eine grundlegende Reform der Behandlung und Versorgung psychisch Kranker eingeleitet, mit der den neuesten Fortschritten auf medizinischem Gebiet und bei der Entwicklung von Behandlungsmethoden Rechnung getragen werden sollte.

Die Hoffnungen wurden auch hier ziemlich bald von der Realität eingeholt. Zwar wurde zwischen 1955 und 1980 die Rate belegter Betten in England und Wales auf 1,6/1000 mehr als halbiert (Häfner et al., 1986), jedoch blieb der Ausbau der gemeindenahen Versorgungsstruktur, von Ausnahmen abgesehen, hinter den Erfordernissen zurück (DHSS, 1975). Vor allem unter dem Eindruck der alarmierenden Zahl von Rehospitalisierungen kommt Rollin (1977) in seiner kritischen Bestandsaufnahme 'Deinstitutionalization and the community: fact and theory' zu dem Schluß: "The open-door-policy of yesterday, it might be said, has in fact been transmuted into the revolving-door-policy of today" (ebda, S.182).

Das Bild des neuen chronisch psychisch Kranken in der Gemeinde (Serban, 1980; Kirk und Therrien, 1975), die steigende Zahl der Wiederaufnahmen in stationären Einrichtungen (Altman et al., 1973; Talbott, 1979) und die oft unzulängliche Kontinuität der Versorgung beim

Übergang in den außerstationären Bereich (Evans et al., 1973; Gunderson et al., 1974; Weiner et al., 1974) wurden nun häufiger in dem Sinne interpretiert, daß eine wesentliche Funktion extramuraler Versorgung, die Krankenhausbehandlung zumindest teilweise zu ersetzen und damit den stationären Bereich insgesamt zu entlasten, nicht zu erfüllen sei.

Diese Forderung hat auf dem Hintergrund der Kostenentwicklung im Gesundheitswesen der letzten Jahrzehnte ein besonderes Gewicht erhalten. Sie wurde sowohl in den USA durch die Joint Commission on Mental Illness and Health (1961) als auch in Großbritannien über die Royal Commission on Mental Health Law (Rollin, 1977) in die Empfehlungen und Zielvorstellungen für eine Neustrukturierung psychiatrischer Versorgung aufgenommen.

Auch in der Bundesrepublik Deutschland kam eine vom Bundestag eingesetzte Kommission 1975 in ihrem Gutachten zur Lage der Psychiatrie zu der Empfehlung, "....daß bei Behandlungsbedürftigkeit die Notwendigkeit stationärer Behandlung durch ambulante und halbstationäre Maßnahmen verringert .... wird" (Deutscher Bundestag, 1975, S.189).

Die Etablierung extramuraler Dienste möglichst nahe am Arbeits- und Wohnbereich der psychisch Kranken soll neben der allgemeinen Verfügbarkeit und besseren Erreichbarkeit die Koordination erleichtern und damit die Kontinuität der Versorgung gewährleisten. Das Krankenhaus ist dabei nicht mehr Mittelpunkt der Versorgung, sondern nur noch eine Institution innerhalb eines Netzes vielfältiger Dienste.

Die Bedeutung, die der extramuralen psychiatrischen Versorgung in diesen Empfehlungen und Leitlinien im Hinblick auf eine Vermeidung und/oder Verkürzung stationärer Aufenthalte zukommt, steht in auffälligem Kontrast zum derzeitigen Wissen über ihre Wirkung. Zwar herrscht weitgehend Einigkeit darüber, daß der aus der Klinik entlassene chronisch psychisch Kranke einer kontinuierlichen Weiterbetreuung bedarf, die Entscheidungen zum Ausbau außerstationärer Versorgungsstrukturen waren jedoch auch hier in der Vergangenheit häufig politischer oder administrativer Art, oder gaben die Überzeugungen der an den Entscheidungsprozessen beteiligten Psychiater wieder, ohne daß sie auf wissenschaftlich fundierten Erkenntnissen basierten.

2 Die Wirksamkeit extramuraler Versorgung als Gegenstand wissenschaftlicher Untersuchungen

Die Abkehr vom Krankenhaus, als der bislang bedeutsamsten Institution psychiatrischer Versorgung, war von der Notwendigkeit begleitet, für die bei aller Kritik doch für sinnvoll und unverzichtbar erkannten Funktionen stationärer Einrichtungen Ersatz *in der Gemeinde* zu schaffen (Abb.1; Häfner et al., 1986; Talbott, 1980).

Die Begriffe 'community treatment, outpatient treatment, extramural care', bzw. die deutschen Bezeichnungen 'komplementäre, gemeindenahe, extramurale, ambulante Versorgung'[1] stehen dabei in Praxis und Theorie für eine Vielfalt unterschiedlicher Maßnahmen, Einrichtungen oder Teilsystemen der Versorgung, die neben einer Verlagerung von Schwerpunkten psychiatrischer Behandlung auch Aussagen zu einer veränderten Behandlungsphilosophie beinhalten (Bachrach, 1978).

Dem entsprechen die vielfältigen Versuche, die seit Beginn der 60er Jahre unternommen wurden, einzelne Komponenten außerstationärer psychiatrischer Versorgung auf ihre Wirksamkeit hin zu untersuchen. Sie reichen vom Gruppenprogramm mit Schwerpunkt Arbeitsrehabilitation (Beard et al., 1963), über 'training in community living' (Stein et al., 1975; Test und Stein, 1978a) bis hin zum Einsatz von Laienhelfern (Katkin et al., 1975).

Folgt man der Einteilung von Test und Stein (1978b), so lassen sich die Studien inhaltlich in drei Gruppen aufteilen:[2]

1. *Untersuchungen zur Wirksamkeit von Alternativen zur stationären Behandlung*: In der Regel werden dabei Patienten, bei denen eine stationäre Aufnahme indiziert ist, einer alternativen extramuralen Behandlung zugeführt. Diese besteht beispielsweise aus häuslicher Pflege mit kontrolliertem Einsatz von Medikamenten und Hausbesuchen durch psychiatrisches Fachpersonal (Pasamanick et al., 1967; Davis et al., 1972), in der Unterbringung in komplementären Einrichtungen (Mosher et al., 1975), sowie in speziellen Trainingsprogrammen zum Einüben von Fertigkeiten, die den

---

[1] Zur begrifflichen Abgrenzung vgl. z.B. Häfner et al. (1986).

[2] Die Aufzählung enthält auch Studien, die bei Test und Stein (1978b) nicht aufgeführt sind.

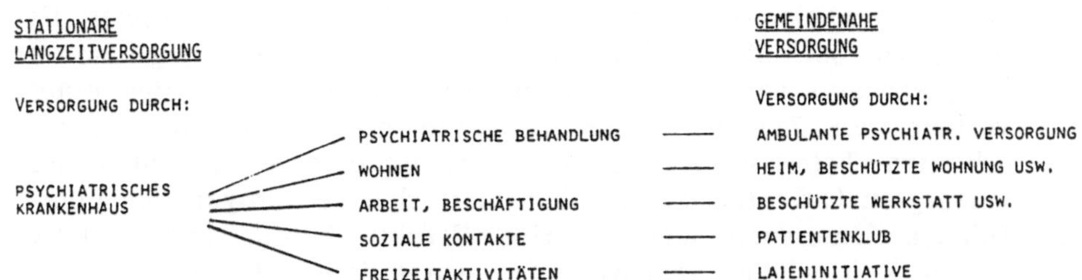

Abb.1. Ebenen der Versorgungsbedürfnisse chronisch psychisch Kranker und Behinderter (Quelle: Häfner et al., 1986)

Verbleib außerhalb des Krankenhauses erleichtern sollen (Stein et al., 1975).

2. *Untersuchungen zur Wirksamkeit von Modifikationen herkömmlicher Krankenhausbehandlung*: Die Modifikationen bestehen aus stationärer Kurzzeitbehandlung (z.B. Herz et al., 1977; Glick et al., 1976; Hirsch et al., 1979) oder tagesklinischer Behandlung mit oder ohne nachfolgender ambulanter Versorgung (z.B. Herz et al., 1971; Washburn et al., 1976).

3. *Untersuchungen zur Wirksamkeit ambulanter Nachsorge*: In diesen Bereich fallen Untersuchungen zur generellen Wirksamkeit von Nachsorge, beispielsweise zur Rückfallprophylaxe, aber auch zur Wirksamkeit einzelner Behandlungsmaßnahmen, wie Pharmakotherapie, Soziotherapie (Hogarty und Goldberg, 1973), Gruppen- vs. Individualtherapie (O'Brian et al., 1972) und Milieutherapie (Lamb und Goertzel, 1972).

Beim überwiegenden Teil der unter 1. bis 3. angeführten Arbeiten handelt es sich um Untersuchungen von *Modell*maßnahmen bzw. *Modell*einrichtungen. Im Mittelpunkt steht dabei die Erprobung einer in der Regel neuartigen Form psychiatrischer Versorgung an nach bestimmten Kriterien definierten Patientenpopulationen. Patienten, die aus untersuchungstechnischen Gründen als Vergleichsgruppe dienen, werden üblicherweise traditionell versorgt, d.h. sie nutzen die vorhandenen Dienste einer Versorgungsregion.

Ein solches Vorgehen erlaubt eine bessere Spezifizierung und gezieltere Kontrolle möglicher Wirkvariablen; ethische Probleme entstehen meist nicht, da Patienten, denen untersuchungsbedingt die Modellmaßnahme vorenthalten wird, eine herkömmliche Behandlung in Anspruch nehmen können.

Allerdings birgt ein solcher Ansatz auch spezifische Fehlerquellen und Einschränkungen:

1. Der Generalisierbarkeit der Ergebnisse sind Grenzen gesetzt. Es ist häufig bei solchen Studien kein Urteil darüber möglich, ob beispielsweise veränderte Wiederaufnahmeraten die Folge eines verbesserten Zustandes der Patienten oder aber Folge einer erhöhten Toleranz gegenüber einem unveränderten Status der versorgten Patienten ist. Der Umstand, daß bei einigen der angeführten Untersuchungen positive Effekte bereits nach relativ kurzer Zeit wieder verschwunden waren (vgl. z.B. Davis et al., 1972; Langsley et al., 1971; Mosher und Menn, 1978; Test und Stein, 1978a), könnte damit in Zusammenhang stehen: Der *Hawthorne-Effekt*, d.h. der Enthusiasmus und die Aufbruchstimmung bei der Konzeption und Umsetzung neuartiger Behandlungsformen mit ihren (positiven) Einflüssen lassen sich in der Regel nicht auf Dauer konservieren (Bachrach, 1980; Mechanic, 1978; Lamb, 1981).

2. Eine Behandlungskonzeption, bei der die verschiedenen Teilbereiche der Versorgung (medizinische Therapie, Unterbringung, berufliche Rehabilitation, etc.) nicht mehr unter dem Dach einer einzigen Einrichtung koordiniert und kontrolliert werden können, sondern in verschiedenen, auch nach unterschiedlichen Trägerschaften getrennten Einrichtungen durchgeführt werden, beinhaltet erhebliche Risiken für die Kontinuität der Versorgung (Häfner et al., 1986). In einem solchen Rahmen stellt die Selbstselektion der Patienten, d.h. die Fähigkeit, Bereitschaft und Eigenverantwortlichkeit zur Inanspruchnahme von Gesundheitsdiensten eine überaus bedeutsame Systemkomponente dar, von deren Ausgestaltung der Behandlungserfolg ganz wesentlich abhängt. Bei der manipulierten, untersuchungsbedingten Zugangsregelung von Patienten zu Modellmaßnahmen bleibt dieser Aspekt völlig unberücksichtigt und damit unkontrolliert.

3. Bei Untersuchungen von Einrichtungen, die feste Bestandteile vorhandener Versorgungsstrukturen darstellen und damit meist auch die Hauptlast der Versorgung tragen, verbietet sich eine manipulierte Zuweisung schon aus ethischen Gründen. Dies hat zur Folge, daß die wissenschaftliche Evaluation von außerstationären Kernfeldeinrichtungen der psychiatrischen Versorgung nur in sehr viel geringerem Umfang stattgefunden hat als die Evaluation von Modellmaßnahmen. Bei den von Test und Stein (1978b) angeführten Studien zur Wirksamkeit von Nachsorgeeinrichtungen werden insgesamt nur drei Arbeiten vorgestellt, die in diese Kategorie fallen.

Um die Vielzahl der Studien einzugrenzen, und um der Bedeutung Rechnung zu tragen, die der extramuralen psychiatrischen Nachsorge im Rahmen gemeindenaher Versorgung zukommt, soll in einem ersten Schritt nun eine Zusammenstellung von Studien erfolgen, die dem Typ *'Untersuchung der Wirksamkeit von Einrichtungen extramuraler Nachsorge'* zuzurechnen sind. Als weitere Einschränkung werden Evaluationen von Modelleinrichtungen oder Modellmaßnahmen von der Auswahl ausgenommen.

3 Eine Zusammenstellung von Untersuchungen zur Evaluation extramuraler Versorgung

Die Zusammenstellung erfolgte nach Durchsicht der Jahrgänge 1980 - 1985 folgender wissenschaftlicher Zeitschriften :

- Acta psychiatrica scandinavica

- American Journal of Orthopsychiatry

- American Journal of Psychiatry

- Archiv für Psychiatrie und Nervenheilkunde / European Archives of Psychiatry and Neurological Sciences

- Archives of General Psychiatry

- British Journal of Psychiatry

- Comprehensive Psychiatry

- Hospital and Community Psychiatry

- Journal of Nervous and Mental Disease

- Der Nervenarzt

- Psychological Medicine

- Schizophrenia Bulletin

Soweit sich hierbei Querverweise oder Hinweise auf thematisch vergleichbare Untersuchungen fanden, wurden diese ebenfalls berücksichtigt; 'Zufallsfunde' führten zu weiteren Ergänzungen.

Arbeiten, die den folgenden Kriterien genügen, wurden in die Zusammenstellung aufgenommen:

1. Gegenstand oder zumindest abgrenzbarer Bestandteil der Studie ist die Untersuchung der Wirksamkeit von Kernfeldeinrichtungen der extramuralen psychiatrischen Versorgung.

2. Eine Hauptaufgabe der untersuchten Einrichtung besteht in der Nachsorge, vorzugsweise bei chronisch psychisch Kranken.

3. Die untersuchte Einrichtung ist integrierter Bestandteil eines lokalen/regionalen Versorgungsnetzes. Modellhaft erprobte Maßnahmen und Einrichtungen werden daher nicht berücksichtigt[3].

4. Die Wirksamkeit der Nachsorge wird anhand der Auswirkungen auf stationäre Wiederaufnahmen/stationäre Behandlungsbedürftigkeit überprüft.

Zur Vervollständigung sollen an dieser Stelle auch die Ausschlußkriterien angeführt werden, soweit sie sich nicht aus den Punkten 1. bis 4. ergeben:

- Untersuchungen wurden nicht in die Zusammenstellung aufgenommen, wenn sie der Evaluation psychotherapeutischer Maßnahmen dienten (vgl. Review-Artikel von Mosher und Keith, 1979, 1980), dem Training sozialer Fähigkeiten (Review von Wallace et al., 1980), oder der Wirksamkeitsprüfung von Psychopharmaka (vgl. Übersichten bei Davis, 1975; Davis et al., 1980; Iversen et al, 1978), auch in Kombination mit soziotherapeutischen Maßnahmen (vgl. Hogarty und Goldberg, 1973; Hogarty et al., 1974a,b; May et al., 1976a,b, 1981).

- Untersuchungen wurden ebenfalls nicht berücksichtigt, bei denen die Diagnose Schizophrenie als Ausschlußkriterium galt.

- Schließlich wurden auch solche Studien nicht berücksichtigt, bei denen Einrichtungen der komplementären Versorgung (Heim- und Werkstattbereich) und der teilstationären Versorgung psychisch Kranker Gegenstand der Evaluation waren (vgl. Übersichten bei Carpenter, 1978; Meyerson und Herman, 1983; Neffinger, 1981).

Die folgende Tabelle 1 enthält insgesamt 23 Untersuchungen aus den Jahren 1963 bis 1984 [4].

Zusammenstellungen der vorliegenden Art sind nicht unproblematisch. Einige Vorbehalte sollen, wenn schon nicht ausdiskutiert, so doch zumindest erwähnt werden:

1. Versorgungseinrichtungen oder -systeme lassen sich in wesentlichen Merkmalen nicht getrennt von den lokalen medizinischen und sozialen Versorgungsstrukturen beurteilen. Angaben hierüber sind allerdings nur selten verfügbar und können daher meist nicht ihrer Bedeutung entsprechend berücksichtigt werden.

---

[3] vgl. hierzu Review-Artikel von Braun et al. (1981), Test und Stein (1978b), May und Simpson (1980, 1984), Bachrach (1980), Riedell (1980), Gmür (1986).

[4] Eine ausführlichere Darstellung mit Angabe einiger wesentlicher Beschreibungsmerkmale befindet sich in Anhang 1 dieser Arbeit.

Tabelle 1 Untersuchungen zur Wirksamkeit extramuraler Versorgung

Anthony und Buell	1973
Beard et al.	1963
Beard et al.	1978
Bosch und Pietzker	1975
Byers et al.	1979
Christensen	1974
Claghorn und Kinross-Wright	1971
Cottman und Mezey	1976
Dincin und Witheridge	1982
Franklin et al.	1975
Hornstra und McPartland	1963
Kirk	1976
Mayer et al.	1973
McCranie und Mizell	1978
McNees et al.	1977
Nuehring et al.	1980
Orlinsky und d'Elia	1964
Purvis und Miskimins	1970
Sheldon	1964
Solomon et al.	1984
Tessler und Mason	1979
Vitale und Steinbach	1965
Winston et al.	1977

2. Eng damit verknüpft ist der Aspekt der zeitlichen Einordnung. Die vorliegenden Untersuchungen umfassen insgesamt einen Zeitraum von über 20 Jahren, in denen entscheidende Veränderungen abliefen. Jede Untersuchung bildet somit nur einen kurzen Abschnitt einer im Einzelfall nicht kontrollierten Entwicklung ab.

3. Ein wichtiges Merkmal psychiatrischer Reformmaßnahmen ist das Prinzip der Integration möglichst aller an der Versorgung beteiligten Einrichtungen. Die isolierte Betrachtung der Wirkung einzelner Dienste ohne gleichzeitige formale und inhaltliche Kontrolle der Wirksamkeit weiterer an der Versorgung einzelner Patienten beteiligten Einrichtungen kann so zu Fehlinterpretationen führen.

3.1 Analyse-Schema

Obwohl die genannten Auswahlkriterien bei der Zusammenstellung der Studien letztlich eine Homogenisierung und damit auch eine bessere Vergleichbarkeit bewirken, müssen vor einer Bewertung der Ergebnisse einige inhaltliche und formale Merkmale ausführlicher diskutiert werden. Die folgenden Merkmale, die je nach Ausgestaltung einen erheblichen Einfluß auf eine Untersuchung ausüben[5], wurden dazu ausgewählt:

- Untersuchte Einrichtungen und Operationalisierung von Wirkvariablen;

- Outcome-Kriterien;

- Untersuchte Patientenpopulationen;

- Untersuchungsdesign.

Daraus ergibt sich folgender Aufbau des Kapitels (Abb.2): Jedem Merkmal ist ein Abschnitt gewidmet. In einem ersten Teil werden jeweils die wichtigsten Begriffe in ihrer Bedeutung für den Untersuchungsgegenstand erklärt. Die Abschnitte enden, indem die 23 aufgeführten Studien bezüglich der Merkmale beschrieben und analysiert werden.

3.2 Untersuchte Einrichtungen

3.2.1 Operationalisierung von Wirkvariablen

Eine psychiatrische Nachsorgeeinrichtung kann im allgemeinen als eine komplexe Organisation betrachtet werden, in der Vertreter verschiedener Berufsgruppen eine Reihe von Behandlungsmethoden für eine heterogene Klientel bereitstellen. Der Anspruch, die Wirksamkeit eines Dienstes als Ganzes beurteilen zu wollen, setzt voraus, daß es Zielsetzungen gibt, die für alle Teilbereiche gleichermaßen verbindlich und erstrebenswert sind. Anderenfalls wird es notwendig, verschiedene Funktionen an unterschiedlichen Kriterien zu bemessen. Dies gilt vor allem, wenn unterschiedliche Einrichtungen miteinander verglichen

---

[5]   vgl. hierzu auch McKinlay (1972)

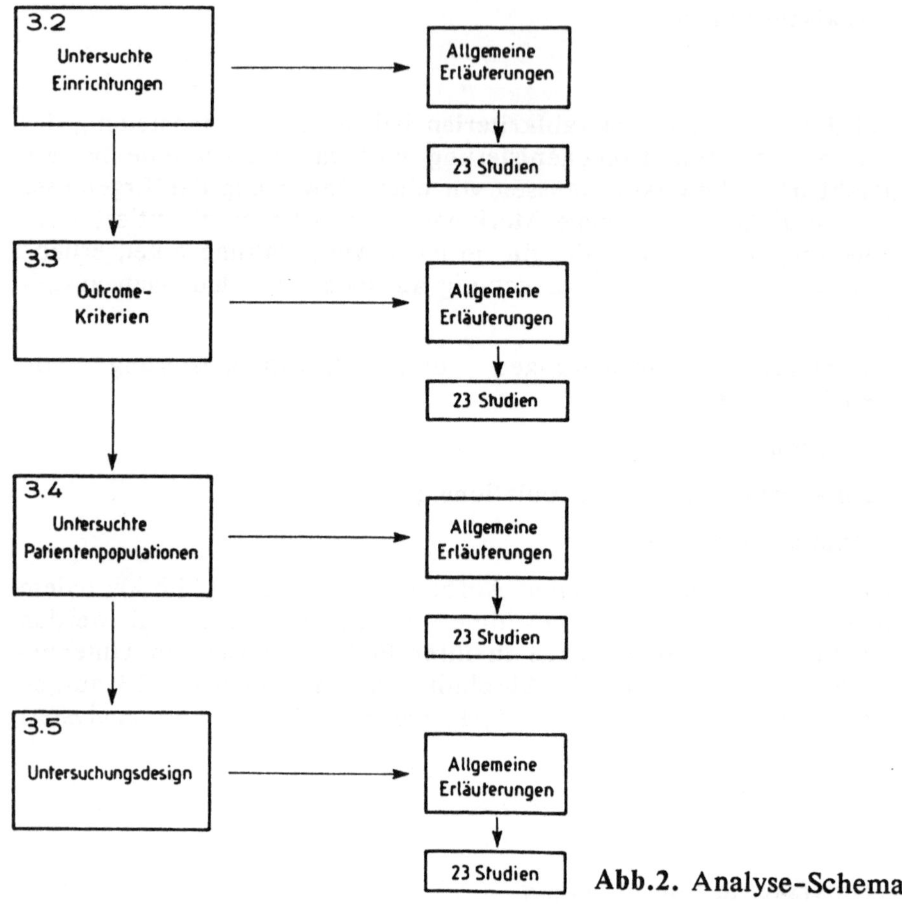

Abb.2. Analyse-Schema

werden sollen, oder wenn die Inanspruchnahme verschiedener Dienste zu einer 'Nachsorgebedingung' zusammengefaßt wird.

Über die Operationalisierung der Variablen wird der Versuch unternommen hypothetische Wirkkomponenten der untersuchten Einrichtung(en) über eine inhaltliche Spezifizierung und über die Art der Quantifizierung näher zu bestimmen und damit der Analyse zugänglich zu machen.

Je nach Annahme zur Wirkungsweise ambulanter psychiatrischer Dienste können beispielsweise die folgenden Hypothesen überprüft werden:

H_1: Ambulante Versorgung vermindert die Wiederaufnahmewahrscheinlichkeit.

H_2: Durch die während der ambulanten Kontakte durchgeführte medikamentöse Therapie wird die Symptomatik reduziert und damit die Wiederaufnahmewahrscheinlichkeit vermindert.

H_3: Mit steigender Intensität ambulanter Versorgung (= Häufigkeit der Kontakte in einem gegebenen Zeitintervall) wird die Wiederaufnahmewahrscheinlichkeit vermindert.

H_1 postuliert auf globalem Niveau einen Zusammenhang zwischen den Merkmalen Nachsorge und Wiederaufnahme. Eine mögliche Strategie zur Überprüfung dieser Hypothese besteht darin, eine Gruppe von Nachsorgepatienten mit einer Gruppe ohne Nachsorgekontakte zu vergleichen. Nachsorgepatient ist jeder, der mindestens einen einmaligen Kontakt zu einer Nachsorgeeinrichtung aufweist.

In H_2 wird die Nachsorge inhaltlich qualifiziert. Zu ihrer Überprüfung ist es daher notwendig, die während der ambulanten Kontakte durchgeführten Maßnahmen zu erheben. Zur Prüfung selbst wird man beispielsweise eine Gruppe von Nachsorgepatienten, die mindestens einmalig medikamentös behandelt wurden mit einer zweiten Gruppe vergleichen, die sich zusammensetzt aus

- Patienten ohne Nachsorge

- Patienten mit Nachsorgekontakten, aber ohne medikamentöse Therapie.

Im Unterschied zu den ersten beiden Hypothesen wird bei H_3 die Beziehung (monoton/linear) zwischen der Häufigkeit ambulanter Kontakte in einem definierten Zeitraum und der Wiederaufnahmewahrscheinlichkeit zu einem festen Bestandteil der Hypothese. Zur empirischen Prüfung ist es daher notwendig, die Kontakthäufigkeit auszuzählen und die Länge des Beobachtungszeitraumes mitzuberücksichtigen.

Sofern zu Untersuchungszwecken Gruppen gebildet werden, ist es offensichtlich, daß in ein und derselben Untersuchung, je nach Hypothese, andere Patienten zu Gruppen zusammengefaßt werden können. Weiterhin darf vermutet werden, daß mit zunehmender Präzisierung der unabhängigen Variablen die Untersuchungseinheiten (untersuchte Gruppen) in Bezug auf die hypothetischen Wirkvariablen homogenisiert werden. Umgekehrt erhöht sich die Heterogenität bei fehlender Präzisierung und verhindert so möglicherweise die Identifikation 'echter' Wirkungszusammenhänge.

So hat die Operationalisierung der unabhängigen Variablen zur Überprüfung von H_1 zur Folge, daß ein Therapieabbrecher mit einmaligem Nachsorgekontakt zusammen mit einem Patienten, der regelmäßig wöchentlich einen Dienst aufsucht, in eine Analysegruppe fällt. Dadurch aber vergrößert sich die Variation der Wirkvariablen und des Outcome innerhalb der Gruppen, während sich die Varianz zwischen den Gruppen verringert.

3.2.2   23 Studien zur Wirksamkeit extramuraler Versorgung: Untersuchte Einrichtungen und Operationalisierungen

Beim überwiegenden Teil der vorliegenden Untersuchungen (14 Beiträge) wird jeweils eine ausgewählte Einrichtung auf ihre Wirksamkeit hin untersucht. In den verbleibenden neun Studien werden entweder mehrere Einrichtungen eines Typs zusammengefaßt oder unterschiedliche Einrichtungstypen zu Analysezwecken einer gemeinsamen Kategorie zugewiesen. In den Studien von Anthony und Buell (1973), Franklin et al. (1975), McNees et al. (1977), Nuehring et al. (1980) und Winston et al. (1977) kann aufgrund der verfügbaren Informationen nur eine ganz allgemeine Zuordnung vorgenommen werden.

Im allgemeinen fehlt eine präzise Beschreibung dessen, was in den einzelnen Einrichtungen an Versorgungsleistungen angeboten wird. Dort, wo Angaben gemacht werden, beschränken sie sich in der Regel auf allgemeine Formulierungen, wie 'medikamentöse Therapie' oder 'Beratung'. Unter diesem Aspekt entbehrt die Einteilung, beispielsweise in 'psychiatrische Ambulanz' einerseits und 'aftercare clinic' andererseits, nicht einer gewissen Willkürlichkeit.

Im einzelnen werden die folgenden Einrichtungen bzw. Einrichtungstypen untersucht:

Tabelle 2 Untersuchte Einrichtungen

Untersuchung	Untersuchte Einrichtung
Anthony und Buell (1973)	Community Mental Health
Byers et al. (1979)	Center
Claghorn und	'aftercare clinic'
Kinross-Wright (1971)	
Franklin et al. (1975)	
Hornstra und	
McPartland (1963)	
Kirk (1976)	
McCranie und Mizell (1978)	
McNees et al. (1977)	
Nuehring et al. (1980)	
Orlinski und d'Elia (1964)	
Purvis und Miskimins (1970)	
Tessler und Mason (1979)	
Vitale und Steinbach (1965)	
Winston et al. (1977)	

Untersuchung	Untersuchte Einrichtung
Beard et al. (1963, 1978) Dincin und Witheridge (1982)	Rehabilitations- einrichtung
Bosch und Pietzker (1975) Christensen (1974) Cottman und Mezey (1976) Sheldon (1964)	Psychiatrische Ambulanz niedergelassene Ärzte
Mayer et al. (1973) Solomon et al. (1984)	alle extramuralen Ein- richtungen eines lokalen/regionalen psychiatrischen Versorgungsnetzes

Es überwiegen Untersuchungen von 'Community Mental Health Centers'/'aftercare clinics' (19 der 23 Studien wurden in den USA durchgeführt) mit 14 Nennungen. In drei Studien (zwei beziehen sich auf einen Dienst) werden Rehabilitationseinrichtungen untersucht, viermal fällt die Einrichtung in die Kategorie 'Psychiatrische Ambulanz/niedergelassene Ärzte'; hierzu ist auch die einzige Arbeit aus der Bundesrepublik Deutschland (Bosch und Pietzker, 1975) zu zählen.

In zwei weiteren Untersuchungen werden einmal 11 Einrichtungen eines lokalen psychiatrischen Versorgungsnetzes (z.B. CMHC, Notfalldienst, geriatrische Nachsorgeeinrichtung, etc.) zusammengefaßt (Mayer et al., 1973), bzw. alle 37 außerstationären psychiatrischen Versorgungseinrichtungen ('community mental health aftercare agencies; specialized aftercare agencies') eines regionalen Bezirkes (Solomon et al., 1984).

Im Mittelpunkt der Analysen stehen formale Aspekte des Inanspruchnahmeverhaltens. In drei Arbeiten werden darüber hinaus Versuche unternommen, inhaltliche Merkmale der Versorgung mit zu berücksichtigen. So unterscheiden Bosch und Pietzker (1975) die rein medikamentöse Therapie von einer Behandlung, in der daneben noch Beratung und Angehörigenarbeit angeboten wird. In der Studie von Byers et al. (1979) wird die Berufszugehörigkeit des jeweiligen Betreuers (Psychiater, Krankenschwester, Sozialarbeiter, etc.) als Prädiktorvariable aufgenommen; bei Nuehring et al. (1980) wird die Patientenzufriedenheit als Einflußgröße miterfaßt.

Bei der Operationalisierung extramuraler Versorgung lassen sich die folgenden Ansätze unterscheiden:

- *Gruppenbildung in Abhängigkeit von der Teilnahme an einem Nachsorgeprogramm.*

Hierzu zählen die Untersuchungen von Beard et al. (1963, 1978), Claghorn und Kinross-Wright (1971), Dincin und Witheridge (1982), Purvis und Miskimins (1970), Sheldon (1984) sowie von Vitale und Steinbach (1965). Diese sind weitgehend identisch mit den unter designtechnischen Aspekten als quasi-experimentell ('random'-Zuweisung) klassifizierten Studien[6]: Patienten nehmen über einen bestimmten Zeitraum hinweg eine Einrichtung in Anspruch (meist deklariert als Nachsorgeprogramm) und werden mit Patienten verglichen, die nicht durch diese Einrichtung betreut werden.

- *Gruppenbildung in Abhängigkeit von der absoluten Kontakthäufigkeit mit einer Versorgungseinrichtung.*

a.   Zwei-Gruppenvergleich: kein Kontakt vs ein Kontakt und mehr.

Die gesamte Untersuchungspopulation wird unterteilt in Patienten, die keinen Kontakt zu der untersuchten Einrichtung haben und solchen Patienten, die mindestens einmaligen Kontakt haben (Anthony und Buell, 1973; Christensen, 1974; Hornstra und McPartland, 1963; Kirk, 1976; Mayer et al., 1973; McNees et al., 1977; Orlinski und D'Elia, 1964; Winston et al., 1977).

b.   Zwei-Gruppenvergleich: andere Trennpunkte.

Mit der Begründung ".... it would take more than one session for use of a community mental health center to have any kind of impact" werden die Patienten der Untersuchung von Tessler und Mason (1979; ebda, S.1300) in eine Gruppe mit keinem/einem Kontakt und in eine Gruppe mit mehr als einem Kontakt aufgeteilt und miteinander verglichen.
Bei Cottman und Mezey (1976) erfolgt die Einteilung in eine Gruppe der 'low outpatient user' (0 bis 15 Kontakte) und in eine Gruppe der 'high outpatient user' (18 bis 56 Kontakte), allerdings ohne inhaltliche Begründung. Ähnlich bei McCranie und Mizell (1978), sowie bei Kirk (1976): Hier liegen die zur Gruppentrennung herangezogene Kontakthäufigkeiten bei 10 Kontakten und mehr, bzw. bei sechs und mehr.

c.   Mehrgruppenvergleich.

Nuehring et al. (1980) teilen ihre Patientenpopulation in drei Gruppen auf: Patienten ohne Versorgungskontakte/'drop-out'-Gruppe/ 'Patienten in kontinuierlicher Nachsorge'. Bei Kirk (1976) wird

---

[6]   vgl. 3.5.3

zusätzlich zu den oben bereits genannten Einteilungen auch mit sechs Gruppen gearbeitet: 0 / 1-2 / 3-5 / 6-10 / 11-26 / mehr als 26 Kontakte.

- *absolute Kontakthäufigkeiten ohne Klassenbildung.*

Hierzu ist möglicherweise die Untersuchung von Franklin et al. (1975) zu zählen. Eine genaue Zuordnung ist jedoch nach den verfügbaren Angaben nicht möglich.

Das Auszählen der Kontakthäufigkeiten erfolgt in allen bis hier aufgeführten Studien jeweils für den gesamten vorab definierten Untersuchungszeitraum, beispielsweise bezogen auf die Zeitspanne zwischen Untersuchungsbeginn (meist Entlassung aus dem Krankenhaus) bis zum Eintreten des kritischen Ereignisses 'stationäre Wiederaufnahme'. Da die Beobachtungsintervalle der einzelnen Studien eine Spannweite zwischen wenigen Monaten und mehreren Jahren aufweisen, die zudem noch innerhalb einiger Untersuchungen bei verschiedenen Patienten variieren (vgl. auch 3.3.2, Tabelle 3), erschwert dies zwangsläufig einen Vergleich bzw. eine Generalisierung der Ergebnisse.

In einigen der Arbeiten wird der Versuch unternommen, die Variable 'Kontakthäufigkeit' zu standardisieren. Damit lassen sich gleichzeitig weitere hypothetische Wirkkomponenten extramuraler Versorgung, wie Intensität oder Kontinuität der Versorgung analysieren (vgl. hierzu auch Bachrach, 1981).

- *relative Kontakthäufigkeiten.*

Bei Byers et al. (1979) wird die durchschnittliche monatliche Kontakthäufigkeit pro Patient in die Analyse einbezogen. In der Untersuchung von Kirk (1976) wird ein 'Kontaktindex' gebildet, indem die Zeitspanne von Untersuchungsbeginn bis zur stationären Wiederaufnahme durch die Anzahl der Nachsorgekontakte dividiert wird.

Neben den bisher dargestellten Operationalisierungen extramuraler Versorgung, die alle auf der Kontakthäufigkeit der Patienten basieren, gibt es noch die Versuche, andere formale Aspekte des Inanspruchnahmeverhaltens zu bestimmen. Diese sollen abschließend zusammenfassend dargestellt werden.

- *weitere Operationalisierungsversuche.*

Byers et al. (1979) verwenden die durchschnittliche monatliche Kontaktzeit mit der Nachsorgeeinrichtung als Prädiktor, sowie die durchschnittlichen direkten Kosten der Betreuung.

Solomon et al. (1984) bringen insgesamt sieben Operationalisierungsversuche zum Ansatz:

- Gesamtzahl der Stunden in Nachsorge

- Anzahl der Einrichtungen, die in Anspruch genommen werden

- Anzahl der beanspruchten (Sozialleistungs-) Träger ('agencies from which patients received services, including the county welfare system and the Social Security Administration')

- Anteil der in Anspruch genommenen Einrichtungen an den für notwendig erachteten Diensten

- Anzahl der nicht für notwendig erachteten Dienste, die in Anspruch genommen werden

- durchschnittliche monatliche Stundenzahl in Nachsorge ('Intensität')

- Anzahl der Monate, in denen Nachsorgeleistungen in Anspruch genommen werden, im Verhältnis zur Gesamtzeit in der Gemeinde ('Regelmäßigkeit' der Inanspruchnahme).

3.3 Outcome-Kriterien

3.3.1 Stationäre Behandlungsbedürftigkeit als Outcome-Kriterium in der Versorgungsforschung

Eine zentrale Frage der Output-Evaluation (Suchman, 1967) bezieht sich auf die Angemessenheit der Kriterien, die als Meßlatte zur Bewertung von Versorgungsmaßnahmen und -einrichtungen dienen sollen (Strauss und Carpenter, 1972; Carpenter et al., 1981; May und Tuma, 1964; Gurel, 1966a,b; Anthony und Farkas, 1982). Die Auswahl der Kriterien orientiert sich dabei an expliziten aber auch impliziten Zielvorstellungen, welche in beträchtlichem Maße auch Ideologien und soziale Werte einer Gesellschaft repräsentieren (Demone et al., 1978; Cumming, 1968). Eine dieser Wertvorstellungen besagt, ".... (that) it is better to live outside a mental hospital than to live inside one" (Cumming, 1968, S.31).
Diese Vorgabe war ursprünglich begründet in den teilweise menschenunwürdigen Zuständen in den Großkrankenhäusern alten Stiles und wurde infolgedessen zu einem Kernstück psychiatrischer Reformbemühungen nach dem zweiten Weltkrieg (vgl. Kap.1). Konsequenterweise wurden in der Folge Variablen, die über das Auftreten bzw. die Verhinderung/Verkürzung des Ereignisses 'stationäre Behandlung' operationalisiert werden konnten, zum am häufigsten verwendeten Outcome-Kriterium in der Versorgungsforschung.

In der logischen Begründung lassen sich, obwohl selten ausformuliert, die folgenden Kernsätze identifizieren:

- Je nach Ausprägung der Erkrankung eines Patienten ist eine spezifische, darauf abgestimmte Versorgungsmaßnahme erforderlich. Diese besteht beispielsweise aus einigen wenigen ambulanten Kontakten bei milden Störungen oder aus einer vollstationären Versorgung bei ausgeprägter Symptomatik.

- Stehen mehrere alternative Behandlungformen zur Verfügung, so ist derjenigen Versorgung der Vorzug zu geben, die am weitestgehenden ein Leben in der Gemeinde ermöglicht. Eine stationäre Aufnahme sollte nur dann erfolgen, wenn sie aufgrund des gesundheitlichen Zustandes eines Patienten unumgänglich erscheint.

- Das Ziel der Versorgung besteht darin, extramurale Maßnahmen so zu organisieren, daß über eine Verbesserung des Gesundheitszustandes oder über die Stabilisierung eines einmal erreichten Behandlungserfolges die Notwendigkeit einer stationären Behandlungsmaßnahme entfällt. Dort, wo der Zustand eines Patienten keine Verbesserung mehr erwarten läßt, soll durch die Substitution der verschiedenen Krankenhausfunktionen durch komplementäre und ambulante Dienste gleichwohl eine stationäre Wiederaufnahme vermieden werden.

- Bei Gültigkeit der genannten Prämissen läßt sich die Wirksamkeit extramuraler Versorgung daran bemessen, inwieweit eine stationäre Behandlungsmaßnahme verhindert werden kann.

Folgerichtig wurde die schlechte Prognose, der ungünstige Verlauf einer Erkrankung gleichgesetzt mit 'stationärer Versorgung' (Serban und Gidynski, 1975), die Wiederaufnahme in das Krankenhaus wurde zum Synonym für 'relapse', 'recidivism' (z.B. Falloon et al., 1983; Pokorny et al., 1983; Linn et al., 1982; Herz und Melville, 1980; Craig und Bracken, 1982; McEvoy et al., 1984): Besteht das Ziel der Versorgung darin, dem Patienten möglichst auf Dauer ein Leben in der Gemeinde zu ermöglichen, so müssen unter dieser Perspektive Wiederaufnahmen als Rückfälle betrachtet werden (Falloon et al., 1983). 'Wiederaufnahme' umschreibt dabei einen unerwünschten Rückzug, freiwillig oder gezwungen, aus psychosozialen Funktionsbereichen in der Familie, am Arbeitplatz und am Wohnort (May und Tuma, 1964).

Formal sind statistische Angaben zur stationären Versorgung leicht objektivierbar, sie sind meist ohne großen Aufwand zu erheben, da sie in vielen Einrichtungen routinemäßig erfaßt werden. Sie sind hoch reliabel, verschiedene Untersucher kommen zu denselben Ergebnissen; dies erleichtert den Vergleich von Untersuchungen (Rosenblatt und Mayer, 1974). Durch die häufige Verwendung in der Vergangenheit gewährleistet ein Index, der auf Daten stationärer Behandlung basiert, noch am ehesten die Vergleichbarkeit mit älteren Studien und Untersuchungen, die an anderen Orten durchgeführt wurden. Schließlich hat die stationäre Wiederaufnahme als Outcome-Kriterium eine intuitive Bedeutung, auch für den Nicht-Fachmann, z.B. für den Politiker. So weist Ozarin (1976) darauf hin, daß in den USA ein wesentlicher Anstoß für Regierungsmaßnahmen zur Etablierung von Nachsorgeprogrammen und zur Schaffung von Rehabilitationseinrichtungen von Statistiken ausging, die auf das Problem des 'revolving-door'-Patienten aufmerksam machten.

Trotz dieser offensichtlichen Vorzüge werden jedoch auch eine Reihe von Einwänden geltend gemacht.

Ein Versuch, diese Einwände zu systematisieren, läßt die folgenden Argumentationslinien erkennen:

1. *Die stationäre (Wieder-) Aufnahme hängt nicht mit dem Krankheitsstatus eines Patienten zusammen.*

- Untersuchungsergebnisse, beispielsweise von Gurel und Lorei (1972), besagen, daß Patienten bei Wiederaufnahme nicht 'kränker' waren als Patienten einer Vergleichsgruppe.

- In eine ähnliche Richtung geht die Argumentation von Fisher et al. (1973), wonach Patienten häufig nicht aus Krankheitsgründen rehospitalisiert werden, sondern aus Gründen fehlenden Schutzes und inadäquater Lebensverhältnisse.

- Die zunehmend kürzere Verweildauer in stationären Einrichtungen läßt es mancherorts sinnvoll erscheinen, dem psychisch Kranken von Zeit zu Zeit 'Erholungsphasen' im psychiatrischen Krankenhaus einzuräumen (Rabiner und Lurie, 1974).

- Es gibt einen Patiententypus, der, unabhängig von Symptomatik, Diagnose und therapeutischen Bemühungen, die mit der stationären Unterbringung verbundenen Versorgungsleistungen ausnutzt (Rosenblatt und Mayer, 1974; Geller 1982).

2. *Es gibt eine deterministische Beziehung zwischen Krankheitsstatus und stationärer Behandlungsbedürftigkeit, die jedoch durch andere (krankheitsunabhängige) Variable überlagert wird.*

- Die Entscheidung zur stationären Aufnahme von seiten der Institution ist abhängige Variable in einem Prozeß, bei dem der Krankheitsstatus des Patienten nur von untergeordneter Bedeutung ist (vgl. z.B. Mendel und Rapport, 1969; Apsler und Bassuk, 1983; Feigelson et al., 1978; Mezzich et al., 1984).

- Aufnahme, Entlassung und Wiederaufnahme, sowie die Dauer stationärer Behandlung werden determiniert durch 'Krankenhausvariablen', wie beispielsweise Bettenzahl, Behandlungsziel,

Einstellungen bezüglich einer optimalen Verweildauer und Entlassungspolitik (Erickson und Paige, 1973). Weitere Einflußfaktoren basieren auf der Verfügbarkeit sozialer/familiärer Unterstützung, finanzieller Resourcen, sowie der Toleranz gegenüber psychisch Kranken (Mezzich und Coffman, 1985).

- Viele Wiederaufnahmen werden unmittelbar durch Kontakte mit ambulanten psychiatrischen Einrichtungen bewirkt, indem ein Arzt auf eine Verschlechterung des Zustandes eines Patienten reagiert. Bei einem anderen Patienten bleibt eine vergleichbare Verschlechterung mangels extramuraler Kontakte ohne Konsequenzen (Beard et al., 1963; Craig und Bracken, 1982).

Diese oder ähnliche Argumente haben einige Autoren veranlaßt, Indizes stationärer Behandlungsbedürftigkeit als gänzlich untauglich zur Bewertung des Behandlungserfolges psychiatrischer Versorgungsmaßnahmen oder -einrichtungen abzulehnen (Solomon und Doll, 1979; Erickson und Paige, 1973).

Objektiv betrachtet führt jedoch, trotz der teilweise ernstzunehmenden Einwände, kein Weg an diesen Outcome-Kriterien vorbei: Der Auf- und Ausbau einer extramuralen psychiatrischen Versorgungsstruktur wurde mit der Notwendigkeit begründet, Wiederaufnahmen zu vermeiden, die Verweildauer im Krankenhaus zu reduzieren und den Aufenthalt 'in der Gemeinde' zu verlängern; daher können nur diejenigen Maßnahmen und Einrichtungen als erfolgreich gelten, die an eben diesen Zielgrößen Veränderungen bewirken.

3.3.2   23 Studien zur Wirksamkeit extramuraler Versorgung: Outcome-Kriterien

Mit Ausnahme der Studie von Solomon et al. (1984) wird in allen anderen Untersuchungen das Ereignis 'stationäre Wiederaufnahme' als Outcome-Kriterium verwendet. Dabei wird in der Regel der Anteil derjenigen Patienten ermittelt, die bis zum Ende des Beobachtungsintervalles mindestens eine stationäre Wiederaufnahme haben.

Die Länge der Beobachtung variiert zwischen drei Monaten (Tessler und Mason, 1979) und 102 Monaten (Cottman und Mezey, 1976); in einigen Studien unterscheiden sich zudem die Beobachtungszeiträume pro Patient aus designtechnischen Gründen beträchtlich (vgl. Tabelle 3).

Bei Beard et al. (1978), Claghorn und Kinross-Wright (1971), sowie bei Orlinski und D'Elia (1964) werden Wiederaufnahmeraten zu verschiedenen Zeitpunkten nach Untersuchungsbeginn errechnet; in der Untersuchung von Cottman und Mezey (1976) werden die Wiederaufnahmehäufigkeiten ermittelt.

Tabelle 3 Outcome-Kriterien

Untersuchung	Untersuchungs-Zeitraum	statio-näre Wiederaufnahme	Intervall bis Wiederaufnahme	(Gesamt-)Aufenthaltsdauer im Beobachtungszeitraum im Krankenhaus	i.d.Gemeinde	Beschäftigungsverhält-	klinischer Status	Patientenzufriedenheit
ANTHONY und BUELL (1973)	6 Monate	X				X		
BEARD et al. (1963)	3 - 24 Monate	X				X		
BEARD et al. (1978)	60 Monate	X	X	X				
BOSCH und PIETZKER (1975)	12 Monate	X						
BYERS et al. (1979)	12 Monate	X	X		X			
CHRISTENSEN (1974)	60 Monate	X					X	
CLAGHORN und KIN-ROSS-WRIGHT (1971)	24 Monate	X						
COTTMAN und MEZEY (1976)	54-102 Monate	X		X		X	X	
DINCIN und WITHERIDGE (1982)	9 Monate	X	X	X				
FRANKLIN et al. (1975)	6-13 Monate	X						
HORNSTRA und McPartland (1963)	12 Monate	X						
KIRK (1976)	24-36 Monate	X	X					
MAYER et al. (1973)	12 Monate	X						
McCRANIE und MIZELL (1978)	12-54 Monate	X						
McNEES et al. (1977)	14-20 Monate	X						
NUEHRING et al. (1980)	6 Monate	X						
ORLINSKI und D'ELIA (1964)	24 Monate	X						
PURVIS und MISKIMINS (1970)	?	X				X		X
SHELDON (1964)	6 Monate	X						
SOLOMON et al. (1984)	12 Monate		X					
TESSLER und MASON (1979)	3 Monate	X						
VITALE und STEINBACH (1965)	6 Monate	X				X		
WINSTON et al. (1977)	12 Monate	X						

Neben Erfolgsbeurteilungen, die sich unmittelbar auf das Eintreten des kritischen Ereignisses 'stationäre Wiederaufnahme' stützen, gibt es auch Versuche, daraus abgeleitet Indizes in die Analyse einzubeziehen:

- Länge des Intervalls bis zur ersten stationären Wiederaufnahme im Beobachtungszeitraum (Beard et al., 1978; Byers et al., 1979; Dincin und Witheridge, 1982; Kirk, 1976; Solomon et al., 1984).

- (Gesamt-) Aufenthaltsdauer im Krankenhaus im Beobachtungszeitraum (Beard et al., 1978; Cottman und Mezey, 1976; Dincin und Witheridge, 1982).

- Gesamtverweildauer 'in der Gemeinde' im Beobachtungszeitraum (Byers et al., 1979).

Es ist offensichtlich, daß mit den genannten Kriterien jeweils unterschiedliche Aspekte stationärer Behandlungsbedürftigkeit erfaßt werden. Zu beachten ist ferner, daß die Indizes in sehr verschiedenem Ausmaß von der Länge des jeweils zugrundeliegenden Beobachtungsintervalles abhängig sind.

Neben den Kennwerten stationärer Behandlungsbedürftigkeit werden in sechs Studien zusätzliche Kriterien zur Erfolgsbeurteilung herangezogen. Am häufigsten sind dabei Angaben zum Beschäftigungsstatus der Patienten zum Ende des Beobachtungszeitraumes (Anthony und Buell, 1973; Beard et al., 1963; Cottman und Mezey, 1976; Purvis und Miskimins, 1970; Vitale und Steinbach, 1965). In zwei Studien (Christensen, 1974; Cottman und Mezey, 1976) wird der psychopathologische Zustand der Patienten kontrolliert. Eine Studie (Purvis und Miskimins, 1970) schließlich erfaßt die Zufriedenheit der Patienten mit den durchgeführten Maßnahmen.

3.4 Untersuchte Patientenpopulationen

3.4.1 Untersuchungsrelevante Patientencharakteristika

Mit der zunehmenden Ausdifferenzierung der außerstationären psychiatrischen Versorgung wächst die Notwendigkeit, Nachsorgeeinrichtungen so zu organisieren, daß sie unterschiedliche, voneinander abgrenzbare Funktionen für relativ homogene Zielgruppen übernehmen (Schulberg und Bromet, 1981): ".... service should fit the patient rather than the patient fitting the service" (ebda, S.932).

Homogenität meint in diesem Zusammenhang beispielsweise Homogenität der Bedürfnisse und impliziert, daß die durchgeführten Maßnahmen für die betroffenen Patienten gleichermaßen von Bedeutung sind und damit potentiell auch zu vergleichbaren Konsequenzen führen. Die Homogenität bezieht sich dabei in erster Linie auf Faktoren, die in unmittelbarem Zusammenhang mit der Erkrankung und deren Folgen stehen (z.B. Psychopathologie, Diagnose, etc.), im Gegensatz zu externen Faktoren, die zwar möglicherweise ebenfalls moderierend zwischen Behandlung und Behandlungsziel wirksam werden, jedoch primär von der Krankheit unabhängig[7] sind (wie z.B. soziodemographische und ökologische Variablen).

Für die Evaluation von Nachsorgeeinrichtungen hat die Auswahl homogener (Sub-)Gruppen aus einer Patientenpopulation wesentliche Konsequenzen. Formal bedeutet sie die Annahme einer geringen Varianz störender Einflußgrößen, sodaß Unterschiede in den abhängigen Variablen möglichst vollständig durch die Varianz in der interessierenden unabhängigen Variablen determiniert wird.

Eine speziell für die Auswirkung extramuraler Versorgung auf die stationäre Behandlungsbedürftigkeit relevante Einteilung zur Bildung homogener Untergruppen wird häufig in der Unterscheidung von 'chronisch Kranken' und 'Neuerkrankten' gesehen. Der Begriff 'chronisch' umschreibt dabei die langsame Entwicklung, den langsamen Verlauf einer Erkrankung (Pschyrembel, 1982), der chronisch Kranke ist demnach vor allem durch die lange Erkrankungsdauer charakterisiert (Kitzig, 1983). Ganz in diesem Sinne schreiben Gruenberg und Pepper (1985): "Chronic simply refers to duration, it is in contrast to short-term or acute. These terms have varying time dimensions depending upon the context in which they are being used" (ebda, S.180). Für stationär versorgte Patienten präzisieren die Autoren, daß ab einer Verweildauer von sechs Monaten die Bezeichnung 'chronisch' angemessen sei.

Der hier aufgezeigte Versuch, die Chronizität einer Erkrankung über die Dauer (oder auch Häufigkeit) stationärer Behandlung zu operationalisieren, ist weitverbreitet und reflektiert zum Teil noch die Verhältnisse vor der Versorgungsreform, als die chronisch psychisch Kranken praktisch identisch mit den Langzeitpatienten in den psychiatrischen Krankenhäusern waren (Goldman et al., 1981; Paul, 1969). Allerdings gehen die Vorstellungen darüber, ab welcher Dauer oder Häufigkeit stationärer Behandlung das Kriterium der Chronizität erfüllt ist, weit auseinander:

Während bei Serban (1980) bereits das Faktum der stationären Behandlung für ausreichend erachtet wird, halten Goldstein und Caton (1983) mindestens zwei Aufnahmen für notwendig. Mezey und Evans (1968) sprechen dann von 'chronisch', wenn die Patienten eine mindestens sechs-monatige stationäre Behandlung aufweisen; bei Cuthill

---

[7] Hier ist nicht Abhängigkeit bzw. Unabhängigkeit gemeint, die mittels statistischer Korrelationsmethoden identifiziert wird, sondern begriffliche (Un-)Abhängigkeit: So sind beispielsweise Körpergröße und -gewicht begrifflich voneinander unabhängig, obwohl sie regelmäßig, im stochastischen Sinn, als abhängig betrachtet werden können.

(1975) ist eine ununterbrochenen Behandlungsdauer von zwei Jahren, bei Pokorny et. al. (1976) von mindestens fünf Jahren notwendig.

Die Erfassung des Konstruktes Chronizität über einen Index stationärer Behandlung hat zwei wesentliche Nachteile: Zum einen ist die Bestimmung direkt abhängig von Eigenschaften des verfügbaren Versorgungssystems, wie Lage und Kapazität stationärer Einrichtungen. Dies erschwert die Übertragbarkeit der Ergebnisse vom Ort einer Studie auf andere. Weiterhin wird sie in dem Maße ungenau, wie es in ausgebauten extramuralen Versorgungssystemen eine immer größere Anzahl von Patienten gibt, die trotz diagnostizierter Psychose und jahrelanger Erkrankung niemals stationär behandelt wurden (vgl. z.B. Engelhardt et al., 1982; Lamb und Goertzel, 1977) und die sich zudem in versorgungsrelevanten Merkmalen, wie beispielsweise psychosozialen Fähigkeiten, nicht von chronisch Kranken in stationären Einrichtungen unterscheiden (Test und Stein, 1978b; Lamb, 1981).

In die begriffliche Charakterisierung des chronisch Kranken haben die veränderten versorgungsstrukturellen und -politischen Rahmenbedingungen bereits vereinzelt Eingang gefunden; so beispielsweise wenn Bachrach (1976) chronisch Kranke definiert als "those individuals, who are, have been or might have been, but for the deinstitutionalization movement, on the rolls of long-term mental institutions, especially state hospitals" (ebda, zit. nach Talbott, 1980, S.44). Für praktische Zwecke, als Handlungsanweisung zur Gruppierung von Patientenpopulationen nach versorgungsrelevanten Merkmalen, ist diese Definition allerdings ungeeignet.

Andere Ansätze, die Chronizität einer Erkrankung über Art und Ausmaß von Behinderung inhaltlich zu fassen, haben zwar weiterhin zur Präzisierung des Konstruktes beigetragen (z.B. Test und Stein, 1978b; Goldman et al., 1981; Giel, 1986), im Rahmen der Wirksamkeitsprüfung extramuraler Dienste haben sie allerdings bislang noch keine Bedeutung erlangt.

Die Diagnose *Schizophrenie* wird im Verständnis vieler Untersucher synonym zu 'chronisch-krank-sein' verwendet. Dies eröffnet einen weiteren, allerdings etwas indirekteren Zugang zu chronischer Erkrankung und Versorgungsbedürfnissen: Die Untersuchungspopulation wird in diagnostische Untergruppen aufgeteilt, bzw. konzentriert sich von vornherein auf Patienten mit der Diagnose Schizophrenie.

Die Untersuchung der Wirksamkeit extramuraler Versorgung speziell an schizophrenen Patienten scheint sowohl inhaltlich wie formal begründet. Nach Inzidenz und Prävalenz stellen sie eine zahlenmäßig bedeutsame Gruppe. Unter den Langzeitpatienten in stationären Einrichtungen waren sie bis in die jüngere Vergangenheit hinein mit Abstand am häufigsten vertreten (Hailey, 1971; Häfner und Klug, 1982; Wing und Fryers, 1976; Greenblatt und Glazier, 1975), infolgedessen waren sie auch von den Veränderungen im Versorgungssystem am stärksten betroffen. Zudem wird angenommen, daß sie im Hinblick auf ihre Behandlungsbedürfnisse als ausreichend homogen anzusehen sind (Mezzich und Coffman, 1985).

Letzteres ist nicht unumstritten. So konnte in Langzeituntersuchungen (Bleuler, 1972; Ciompi und Müller, 1976; Huber et al., 1979) relativ übereinstimmend ermittelt werden, daß bei ca. 25% der als schizophren diagnostizierten Patienten eine vollständige Heilung und bei einem weiteren Drittel ausgeprägte Besserungen zu beobachten waren. Ist aber der Verlauf und damit auch das Ausmaß an Behandlungsbedürftigkeit pathognomonisch und entzieht sich der Beeinflussung von außen, so hat dies erhebliche Konsequenzen für die Evaluation von Versorgungsmaßnahmen und die Auswahl der Outcome-Kriterien.

Freyhan (1958; zit. nach Craig und Bracken, 1982) ermittelte anhand von sieben Kohorten-Untersuchungen, die sich zeitlich über ein halbes Jahrhundert verteilten, ein erstaunlich konsistentes Verlaufsmuster: Ungefähr 35% - 40% der aus stationärer Behandlung entlassenen schizophrenen Patienten hatten in den folgenden fünf bis zehn Jahren keine Wiederaufnahme, trotz deutlicher Unterschiede in den Behandlungsmöglichkeiten.

Noch 1981 stellten Carpenter et al. (1981) fest, daß auch unabhängig von der Behandlung, sowohl kurz- wie langfristig, eine extreme Variation von Erscheinungsbild und Outcome der Schizophrenie zu beobachten ist.

Demgegenüber steht die Auffassung, daß Verlauf und Prognose nicht unabhängig von der Struktur der psychiatrischen Versorgung gesehen werden können (Riedell, 1980), und zu einem wesentlichen Teil mit den verbesserten therapeutischen und rehabilitativen Möglichkeiten zusammenhängen (May, 1968; Hogarty, 1977; Wing, 1978; Möller et al., 1982).

Stellvertretend hierfür steht ein Konzept, das die Schizophrenie als eine 'multikausale Affektion' (Ciompi, 1981) betrachtet, bei der eine Vielzahl von genetischen, organischen aber auch psychosozialen Einflüssen zusammenwirken. Vor allem der Nachweis des Einflusses sozialer Faktoren auf das Erscheinungsbild des 'typischen' chronisch schizophrenen Patienten[8] (Beck, 1978; Wing und Brown, 1970; Brown et al., 1972; Vaughn und Leff, 1976; Ciompi et al., 1979; Müller, 1976) weist darauf hin, daß sich die Krankheit in Wechselwirkung mit Außenfaktoren entwickelt, womit die große Vielzahl der Verläufe zwischen völliger Heilung, Residualzuständen verschiedenen Ausmaßes und schwerer Chronifizierung in Einklang stünde.

---

[8] Ciompi (1981) fühlte sich gar zu der Frage provoziert, ob es sich beim chronisch Schizophrenen um ein 'soziales Artefakt' handele

Ob, und wenn ja, welchen Stellenwert letztlich krankheitsimmanente Verlaufstypen für den institutionellen Krankheitsverlauf und die Behandlungsbedürftigkeit haben, ist derzeit noch völlig offen und läßt sich daher auch nicht kontrollieren. Die Berücksichtigung verschiedener Unterformen der Schizophrenie scheint wenig erfolgversprechend, da diese, nach Huber (1981), nur unter didaktischen Gesichtspunkten von Bedeutung sind, jedoch keine Aufgliederung in im Gesamtverlauf konstante Einzeltypen ermöglicht. Gleichwohl ist die Kenntnis und Kontrolle von Einflußgrößen, die neben der Behandlung mit einem bestimmten Outcome der Schizophrenie in Beziehung stehen, eine wesentliche Voraussetzung zur Bewertung von Behandlungs- und Versorgungsmaßnahmen (Strauss und Carpenter, 1974; Galbraith et al., 1972).

3.4.2   23 Studien zur Wirksamkeit extramuraler Versorgung: Patientenpopulationen

In 18 der 23 Studien erfolgt die Zusammenstellung der Untersuchungsgruppen in stationären Einrichtungen bzw. bei Patienten nach Entlassung aus dem Krankenhaus. In den Untersuchungen von Dincin und Witheridge (1982), McCranie und Mizell (1978), Purvis und Miskimins (1970) und Beard et al. (1963, 1978) werden die Patienten direkt in den untersuchten Nachsorgeeinrichtungen rekrutiert, wobei teilweise die stationäre Vorbehandlung als Selektionskriterium gilt (vgl. Tabelle 4).

Während bei Bosch und Pietzker (1975), Christensen (1974), Claghorn und Kinross-Wright (1971), Cottman und Mezey (1976) und Orlinsky und d'Elia (1964) ausschließlich Patienten mit der Diagnose Schizophrenie in die Untersuchung einbezogen werden, liegt deren Anteil in 12 weiteren Studien zwischen ca. 90% (Beard et al., 1968) und 41.5% (Kirk, 1976), oder ist in dem Anteil von 100% (Vitale und Steinbach, 1965) bzw. 22.1% (Franklin et al., 1975) Patienten 'mit einer Psychose' enthalten. In sechs Untersuchungen werden keine Angaben zur Diagnoseverteilung gemacht.

Durch explizit formulierte Ausschlußkriterien wird der Kreis der untersuchten Patienten in 12 Studien weiter eingeengt. Alkoholismus und andere Suchterkrankungen (fünf Nennungen), sowie geistige Behinderung (vier Nennungen) werden dabei am häufigsten angeführt. Bei Christensen (1974) und Vitale und Steinbach (1965) werden nur männliche Patienten, bei Sheldon (1964) nur weibliche Patienten in die Untersuchungspopulation aufgenommen.

Mit Ausnahme der Studie von Cottman und Mezey (1976), in der ausschließlich erstmalig stationär behandelte Schizophrene erhoben

Tabelle 4 Untersuchte Patientenpopulationen

Untersuchung	Patienten	Diagnoseverteilung	Ausschlußkriterien	krankheitsspezifische Untergruppen
ANTHONY und BUELL (1973)	Patienten nach stationärer Behandlung	unbekannt	geistige Behinderung; Alkoholismus; organischer Hirnschaden;Übergang in Pflegeheim od. Gefängnis	----
BEARD et al. (1963)	Patienten der Nachsorgeeinrichtung mit stationärer Vorbehandlung von mind. 2 Monaten Dauer, die max. 4 Monate zurückliegt; Wohnsitz im Einzugsbereich der Einrichtung; 40 % Erstaufnahmen	75 % Schizophrenie 7 % andere psychotische Erkrankungen 11 % Psychoneurose/ depressive Reaktion 7 % unbekannt	Drogensucht; Alkoholismus;Homosexualität; Epilepsie, Straffälligkeit	----
BEARD et al. (1978)	Patienten die Nachsorgeeinrichtungen mit stationärer Vorbehandlung, die max. 4 Monate zurückliegt	ca.90 % Schizophrenie Rest unbekannt	unbekannt	----
BOSCH und PIETZKER (1975)	Patienten nach stationärer Behandlung; 61 % chronische Patienten = Gesamtdauer der Erkrankung länger als 6 Jahre; 17 % Erstaufnahmen	100 % Schizophrenie	unbekannt	----
BYERS et al. (1979)	Patienten nach stationärer Behandlung	unbekannt	Alkoholismus	Prädiktorvariablen: Diagnose (neurotisch,psychotisch, geistig behindert,hirnorg.Psychosyndrom) Alkohol-Drogenprobleme, Suizidgefahr, Anzahl stationärer Behandlung,Chronizität (= ununterbrochene stat.Behandlung von mehr als einem Jahr oder mehr als die Hälfte der letzten beiden Jahre)

Untersuchung	Patienten	Diagnoseverteilung	Ausschlußkriterien	krankheitsspezifische Untergruppen
CHRISTENSEN (1974)	nur männl.Patienten nach stat.Behandlung;Gesamtdauer der Erkrankung mind. 5 Jahre; 81,5% chronische Patienten= mind.2 Jahre stat. Behandlung oder mind.4 stat. Aufnahmen, unabhängig von der Gesamtdauer.	100 % Schizophrenie	Schizophrenieform Psychose; 'pseudoneurotische Fälle' Überweisung/Aufnahme in andere stat. Einrichtung	----
CLAGHORN und KINROSS-WRIGHT (1971)	Patienten nach stationärer Behandlung	100 % Schizophrenie	unbekannt	----
COTTMAN und MEYZEY (1976)	Patienten nach stat. Behandlung; nur Erstaufnahmen!	100 % Schizophrenie (Schizophrenie/paranoides Syndrom/Kindbettpsychose/ schizo-affektive Erkrankung)	Verdachtsdiagnose; Verlassen des Einzugsbereiches der Einrichtung durch Wohnsitzwechsel nach stat.Behandlung	----
DINCIN und WITHERIDGE (1982)	'schwer psychisch Kranke' ambulant versorgte Patienten;durchschnittl. Anzahl stat. Behandlungen: 3.1	75 % Schizophrenie 11 % andere Psychosen 14 % urbekannt	Suchtkranke; geistig Behinderte; Jugendliche unter 19 Jahren;ungenügende Teilnahme am Reha-Programm	----
FRANKLIN et al.(1975)	Patienten nach stationärer Behandlung	49,3% Alkoholismus 22,1% Psychose 11,4% Neurosen 5 % Persönlichkeitsstörungen 12,5% andere	unbekannt	----
HORNSTRA und McPARTLAND (1963)	Patienten 'mit ungünstiger Prognose' nach stationärer Behandlung	unbekannt	unbekannt	----

Untersuchung	Patienten	Diagnoseverteilung	Ausschlußkriterien	krankheitsspezifische Untergruppen
KIRK (1976)	Patienten nach stationärer Behandlung 28,2% Erstaufnahmen	41,5% Schizophrenie 24,3% andere Psychosen 10,5% Neurosen 7,8% Persönlichkeitsstörungen 15,9% andere	Alkoholismus; Drogenabhängigkeit; geistige Behinderung	Chronizitätsindex: Anzahl stat.Behandlungen (0 vs 1 und mehr) Dauer des letzten stat. Aufenthaltes (-90 Tage vs mehr als 90 Tage) Diagnose (Psychose vs. keine Psychose),Beschäftigungsverhältnis zum Zeitpunkt der letzten stat. Aufnahme (beschäftigt vs beschäftigungslos)=Summenwert: 0-4;Evaluation d. Nachsorge erfolgt für die nach 'Chonizität' (0, 1/2/3/4) geschichtete Stichprobe
MAYER et al.(1973)	Patienten nach stationärer Behandlung	unbekannt	unbekannt	----
McCRANIE und MIZELL (1978)	Patienten der Nachsorgeeinrichtung	ca. 50 % Schizophrenie Rest: Alkoholismus oder hirnorganisches Psychosyndrom,Drogenabhängigkeit,Anstneurose/Depression,Persönlichkeitsstörungen, 'adjustment reaction' in Kindheit/ Adoleszenz	unbekannt	Evaluation der Nachsorge erfolgt für die nach 'Chronizität' (=Diagnose:Schizophrenie vs. Rest)geschichtete Stichprobe

Untersuchung	Patienten	Diagnoseverteilung	Ausschlußkriterien	krankheitsspezifische Untergruppen
McNEES et al. (1979)	Patienten nach stat.Behandlung	unbekannt	unbekannt	----
NUEHRING et al.(1980)	Patienten nach stat. Behandlung 46,5% Erstaufnahmen	ca. 70% funktionelle Psychosen;Rest: organic syndroms/ character disorders	körperliche Behinderung; stationäre Unterbringung per Gesetz	Prädiktorvariablen: Angst, Depression, Psychopathologie, stat. Vorbehandlung, Gesamtdauer stat.Behandlung, Dauer des letzten stationären Aufenthaltes
ORLINSKI und D'ELIA (1964)	Patienten nach stat.Behandlung	100 % Schizophrenie	Ersthospitalisierung mehr als 8 Jahre vor Untersuchungsbeginn	----
PURVIS und MISKIMINS(1970)	Patienten der Nachsorgeeinrichtung	unbekannt	unbekannt	----
SHELDON (1964)	nur weibliche Patienten im Alter zwischen 20 und 59 Jahren nach stationärer Behandlung	61,8% Schizophrenie 14,6% neurotische Depression	Jugendliche bis 19 Jahre, Alterskranke	Evaluation der Nachsorge erfolgt für die Gesamtgruppe und getrennt für die Gruppe der an Schizophrenie erkrankten Patienten
SOLOMON et al. (1984)	Patienten im Alter zwischen 18 und 65 Jahre nach stat. Behandlung 17 % Erstaufnahmen	58 % Schizophrenie Rest unbekannt	Altersbegrenzung;Bewohner v. komplementären Langzeiteinrichtungen	Prädiktorvariablen: Diagnose,Gesamtzahl stat. Behandlungen
TESSLER und MASON(1979)	Patienten im Alter zwischen 18 und 65 Jahren nach stat. Behandlung	54,4% Schizophrenie Rest unbekannt	geistige Behinderung; stat.Unterbringung per Gesetz; keine englischen Sprachkenntnisse; Altersbegrenzung;Bewohner v.komplementären Langzeiteinrichtungen	----

Untersuchung	Patienten	Diagnoseverteilung	Ausschlußkriterien	krankheitsspezifische Untergruppen
VITALE und STEINBACH (1965)	nur männl.Patienten nach stat. Behandlung, nur Patienten mit einer Gesamtdauer stationärer Behandlung von mehr als 2 Jahren und fortbestehender psychotischer Erkrankung mit chronischer Behinderung	100 % Psychose	unbekannt	----
WINSTON et al. (1977)	Patienten nach stat. Behandlung	69,0% Schizophrenie 15,9% endogene Depression 15,0% Charakterneurose	unbekannt	Evaluation der Nachsorge erfolgt für die Gesamtgruppe und getrennt für die Gruppe der an Schizophrenie erkrankten Patienten

werden, sind die Patienten der übrigen Untersuchungen mehrheitlich als schwer psychisch Kranke oder chronische Patienten mit ungünstiger Prognose klassifiziert.

Neben den bereits angeführten Studien mit ausschließlich schizophrenen Patienten, werden in den Untersuchungen von Sheldon (1964) und Winston et al. (1977) die Analysen sowohl für die Gesamtgruppe als auch getrennt für die Gruppe der Schizophrenen durchgeführt.

Bei Kirk (1976) wird zu Analysezwecken für jeden Patienten ein sog. 'Chronizitätsindex' errechnet, in den Informationen zur Diagnose, zur stationären Vorbehandlung und zur Beschäftigungssituation eingehen. Die Analyse selbst erfolgt dann teilweise für die nach diesem Index geschichteten Teilpopulationen getrennt. Bei McCranie und Mizell (1978), deren Studie als teilweise Replikation der Kirk'schen Untersuchung angelegt ist, werden die Patienten ebenfalls nach Chronizität aufgeteilt, wobei die Chronizität ausschließlich über die Diagnose Schizophrenie operationalisiert wird.

Bei Byers et al. (1979), Nuehring et al. (1980) und Solomon et al. (1984) werden Merkmale, wie Diagnose, Dauer und/oder Anzahl stationärer Vorbehandlungen und teilweise noch zusätzliche krankheitsrelevante Informationen im Rahmen von multiplen/mehrfaktoriellen Analysetechniken berücksichtigt.

3.5 Untersuchungsdesign

3.5.1 Zum Kausalitätsbegriff und zur Prüfung kausaler Hypothesen

Die dargestellten Untersuchungen zielen darauf ab, den Einfluß extramuraler Versorgungseinrichtungen auf den Krankheitsverlauf bzw. auf die stationäre Behandlungsbedürftigkeit zu ermitteln. Die mit diesem Anspruch verbundenen Vorstellungen und Aussagen über kausale Zusammenhänge zwischen Ereignissen bestimmen, sofern sie expliziert werden, sowohl Konzeption wie Durchführung und Auswertung einer Studie.

Es soll an dieser Stelle keine detaillierte Bestandsaufnahme zur Kausalitätsproblematik erfolgen[9]; vielmehr kann es hier nur darum gehen, einige der Aspekte aufzugreifen, die das Phänomen der Kausalität kennzeichnen und die für die folgenden Erläuterungen von Bedeutung sind.

---

[9] Einführungen und Darstellungen mit unterschiedlichen inhaltlichen und methodischen Schwerpunkten finden sich bei Kraak (1966), Sarris (1967), Blalock (1964, 1968, 1971), Bredenkamp und Feger (1983), Hodapp (1984), Eberhardt (1973)

36

Kausalität bezeichnet den Zusammenhang von Ursache und Wirkung. Allein das gemeinsame Auftreten zweier Merkmale sagt noch nichts darüber aus, was Ursache und was Wirkung ist.

Für zwei Ereignisse x und y lassen sich in vereinfachter Darstellung die folgenden Kausalmodelle vorstellen (Abb.3):

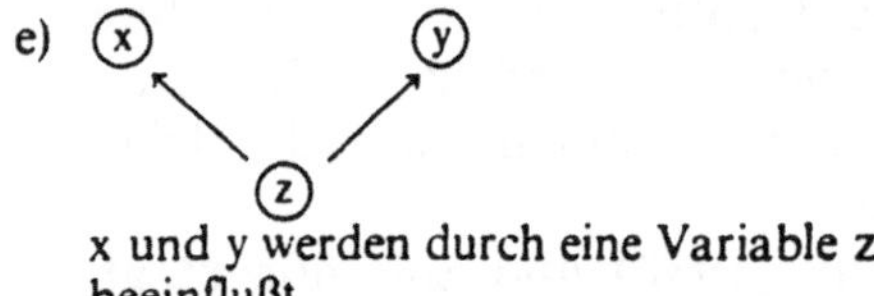

a) x beeinflußt y

b) y beeinflußt x

c) x und y beeinflussen sich wechselseitig

d) x beeinflußt eine dritte Variable z, die ihrerseits y beeinflußt

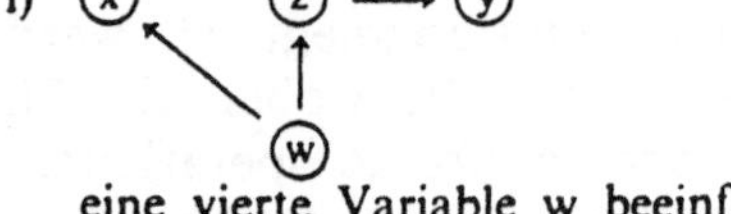

e) x und y werden durch eine Variable z beeinflußt

f) eine vierte Variable w beeinflußt y über z indirekt und x direkt

Abb.3. Kausalmodelle (Quelle: Bortz, 1984)

Ursache-Wirkungsketten sind grundsätzlich nicht beobachtbar, es ist auch unmöglich, eine Kausalbeziehung empirisch zu verifizieren (Eberhard, 1973). Die Überprüfung von Kausalhypothesen erfolgt vielmehr über den Ausschluß konkurrierender Erklärungsmodelle (Bortz, 1984; Kraak, 1966).

Nach Kenny (1979) müssen Kausalaussagen drei Bedingungen erfüllen :

1. Zeitliche Abfolge: Damit ein Ereignis x ein Ereignis y verursachen kann, muß x dem Ereignis y zeitlich vorausgehen. Dies bedeutet gleichzeitig, daß kausale Beziehungen asymmetrisch sein müssen.

2. Gemeinsame Variation der interessierenden Ereignisse.

3. Nonspuriousness: Damit eine kausale Beziehung zwischen den Ereignissen x und y angenommen werden kann, darf es kein Ereignis z geben, welches x und/oder y in einer Weise beeinflußt, daß bei Kontrolle von z die Beziehung zwischen x und y verschwindet.

Die Bedingung der Echtheit (nonspuriousness) führt zu der Forderung nach einem isolierten System, das die Kontrolle aller relevanten Einflußgrößen erlaubt.

Wenn alle diese Bedingungen erfüllt sind, dann sind deterministische Aussagen der Art möglich, daß innerhalb eines Systems x die alleinige und direkte Ursache für das Ereignis y ist[10].

Vor allem die Forderung nach vollständiger Kontrolle aller relevanten Wirkvariablen ist in der Regel nicht zu erfüllen. Alle Theorien und Modelle, die der Prüfung kausaler Zusammenhangshypothesen zugrundeliegen, sind letztlich nur mehr oder weniger gelungene Teilausschnitte aus der Realität, sodaß der Anspruch, alle mitbeteiligten 'Ursachen' aufzunehmen und empirisch zu erheben als reine Utopie angesehen werden muß. Dies hat zur Folge, daß die solcherart unvollständigen sozialwissenschaftlichen Kausaltheorien im allgemeinen auf statistische Wahrscheinlichkeitsaussagen angewiesen sind (Eberhard, 1973; Zimmermann, 1972).

Nach Bunge (1959; zit. in Hodapp, 1984) lassen sich Hypothesen über Gesetzmäßigkeiten nach der Art der Aussagen in zwei Klassen einteilen:

- Aussagen, die ein regelhaftes Zusammentreffen oder Zusammen-Vorkommen von zwei oder mehr Phänomenen postulieren;

- Aussagen, die über das Zusammen-Vorkommen von Phänomenen hinausgehend die Erzeugung eines Phänomens durch ein anderes postulieren.

Ohne die deterministische Formulierung Bunge's zu übernehmen und Spekulationen zum ontologischen Gehalt anzustellen, verwendet Hodapp (1984) den Begriff der Erzeugung, um die eine Kausalhypothese kennzeichnende Asymmetrie zu umschreiben. Gleichzeitig greift er damit noch einmal einige der wesentlichen Punkte zur empirischen Prüfung von kausalen Zusammenhangshypothesen auf: "Die Prädikate der Hypothese sind nicht austauschbar. Ihnen müssen eindeutig die Begriffe Ursache und Wirkung zugeordnet werden können, wobei die Ursache dadurch ausgezeichnet ist, daß in Abhängigkeit von diesem Merkmal ein anderes Merkmal (die Wirkung) mit erhöhter Wahrscheinlichkeit bzw. im Grenzfall mit Sicherheit auftritt. 'In Abhängigkeit von' kann sich auf eine rein zeitliche Relation oder die Folge einer experimentellen Manipulation beziehen. Im Sinne einer hinreichenden Bedingung können auch andere Merkmale als diese eine Ursache das in Frage kommende Merkmal beeinflussen. Es muß allerdings gewährleistet sein, daß es sich nicht nur um ein Zusammen-Vorkommen der beiden Merkmale handelt, sondern ein Merkmal sich unter dem Einfluß des anderen Merkmals auch tatsächlich ändert" (ebda, S.14).

---

[10] zur Unterscheidung von Determinationsform und Implikationsform des Kausalsatzes, siehe Kraak (1966)

3.5.2 Allgemeine Anmerkungen zum Untersuchungsdesign

Neben der Feststellung von Veränderung ist somit die Kontrolle der beteiligten Variablen von besonderer Bedeutung. Beobachtbare Veränderungen in einer Variablen können durch eine Vielzahl von Ursachen zustande kommen. Deshalb muß sichergestellt werden, daß Veränderungen auch tatsächlich durch die vermeintliche Wirkvariable erzeugt werden.

Dem Experiment kommt aus diesem Grund bei der Überprüfung von Kausalhypothesen eine Sonderstellung zu (Bredenkamp und Feger, 1983).

Nach der wohl bekanntesten Definition von Wundt (1896) handelt es sich beim Experiment um eine ".... Beobachtung, die sich mit der willkürlichen Einwirkung des Beobachters auf die Entstehung und den Verlauf der zu beobachtenden Erscheinungen verbindet" (ebda., S.22).

Neben der Willkürlichkeit werden als weitere Kriterien Wiederholbarkeit und Variierbarkeit aufgeführt (vgl. auch Edwards, 1970; Campbell und Stanley, 1966). Der Experimentator stellt im einfachsten Fall verschiedene Bedingungen her und beobachtet die Auswirkungen dieser unabhängigen Variablen x auf eine abhängige Variable y. Durch zufällige Zuweisung (Randomisierung) der Probanden auf die experimentellen Bedingungen (bzw. Kontrollbedingung) soll gewährleistet werden, daß die Stichproben zu Beginn der Untersuchung in bezug auf alle untersuchungsrelevanten Merkmale vergleichbar (= gleich) sind: Unbekannte Variablen, die möglicherweise einen Einfluß ausüben, verteilen sich zufällig auf die einzelnen Bedingungen, die Versuchspersonen unterscheiden sich systematisch nur durch die im Design kontrollierten Variablen.

Zusätzlich müssen durch *Kontrolltechniken* wie Ausschaltung, Abschirmung, Parallelisierung oder Konstanthaltung (vgl. Zimmermann, 1972) Störvariablen minimiert werden, die den Untersuchungsablauf betreffen, und daher nicht durch Randomisierung bei der Gruppenzuweisung eliminiert werden können.

Alle diese Maßnahmen zielen darauf ab, die Wahrscheinlichkeit von Alternativerklärungen experimenteller Daten zu reduzieren und damit die interne Validität zu sichern. Es sollen dabei immer bestimmte Klassen von Variablen kontrolliert werden (Blalock, 1964):

1. die unabhängige Variable, deren Einfluß untersucht werden soll;

2. Variablen, die ebenfalls potentiell Einfluß auf die abhängige(n) Variable(n) ausüben und die kontrolliert werden können;

3. Variablen, die unkontrolliert sind und Auswirkungen auf die abhängige(n) Variable(n) haben, die aber in keiner Beziehung zur unabhängigen Variablen stehen;

4. unkontrollierte Variablen, die mit der unabhängigen Variablen korreliert sind und somit deren Beziehung zur abhängigen Variablen konfundieren.

Die Kontrolle der Variablenklassen 3. und 4. scheint aus theoretischen Erwägungen unverzichtbar, läßt sich in der Praxis jedoch häufig nicht oder nur unzulänglich realisieren (Keenan, 1975; Schulberg und Bromet, 1981). Dort wo es gelingt, geschieht es oft nur um den Preis verminderter externer Validität, es sei denn, es ist möglich Störvariablen in einer Weise konstant zu halten oder auszuschalten, die auch für natürliche Umfelder typisch ist (Bortz, 1984). Man muß also davon ausgehen, daß eine optimale Kontrolle aller Variablenklassen nicht möglich ist. Vielmehr muß man in der Praxis meist in Kauf nehmen, daß neben unzulänglichen Kontrollmöglichkeiten noch andere Kriterien des Experimentes nicht erfüllt sind. In solchen Fällen spricht man von quasi-experimentellen Versuchsplänen (Campbell und Stanley, 1966).

Meist sind bei solchen Designvarianten eine oder mehrere der folgenden Bedingungen 'echter' Experimente verletzt (Kerlinger, 1973):

1. Manipulation der unabhängigen Variablen;

2. Zufallsauswahl und Randomisierung der untersuchten Personen auf Experimental- und Kontrollgruppe;

Auch die Zielsetzung quasi-experimenteller Versuchspläne besteht darin, alternative Interpretationsmöglichkeiten für empirisch aufgefundene Daten auszuschließen. Als Konsequenz für den Verzicht auf eine der genannten Bedingungen lassen die Ergebnisse jedoch grundsätzlich mehr Erklärungsalternativen zu: Die interne Validität quasi-experimenteller Untersuchungen ist geringer als in experimentellen Untersuchungen. Allerdings wird auch deutlich, daß die Unterschiede nicht qualitativer sondern nur gradueller Art sind. Auch im Quasi-Experiment sind Kontrolltechniken, wie beispielsweise Konstanthalten von personengebundenen Störvariablen und Parallelisierung von Stichproben möglich.

Die eingeschränkten Kontrollmöglichkeiten bedeuten also nicht, daß auf die Untersuchung kausaler Zusammenhänge verzichtet werden muß. Selbst in Korrelationsstudien - die manche Autoren ebenfalls zu den quasi-experimentellen Untersuchungen zählen (Bortz, 1984) - lassen sich Kausalhypothesen prüfen (Bredenkamp und Feger, 1983; Blalock, 1964, 1968, 1971; Bentler und Woodward, 1979). Allerdings muß in solchen Fällen die fehlende designtechnische Kontrolle durch die explizite Messung und datenanalytische Einbeziehung zusätzlicher Variablen, sowie durch spezifische Modellannahmen hinsichtlich nicht erfaßter Variablen ersetzt werden (Hodapp, 1984).

3.5.3 23 Studien zur Wirksamkeit extramuraler Versorgung: Designtechnische Merkmale

Waren die bisherigen Ausführungen zum Kausalitätsproblem und zur Funktion des Untersuchungsdesigns bei der Überprüfung kausaler Zusammenhangshypothesen eher allgemeiner Art, so haben sie doch besondere Bedeutung für die Überprüfung der Wirksamkeit von Einrichtungen der psychiatrischen Versorgung.

Wenn auch die Evaluationsforschung keineswegs auf bestimmte Forschungsmethoden festgelegt ist (Attkisson et al., 1978), so wird doch dem experimentellen Design eindeutig der Vorzug gegeben (Cooper et al., 1985). Die theoretischen Möglichkeiten des Experimentes werden allgemein so hoch veranschlagt, daß beispielsweise die drei bekanntesten und am häufigsten zitierten Review-Artikel zur Evaluation psychiatrischer Dienste für chronisch Kranke ausschließlich 'prospektive Experimente'[11] (Test und Stein, 1978b; May und Simpson, 1980, 1984), bzw. 'kontrollierte experimentelle Versuchsanordnungen' (Braun et al., 1981) in ihre Darstellungen aufgenommen haben.

Die 23 Untersuchungen der vorliegenden Übersicht haben die folgenden designtechnischen Merkmale (Tabelle 5):

Tabelle 5 Untersuchungsdesign

Untersuchung	'random'-Zuweisung	naturalistisches Design
Anthony und Buell (1973)		X
Beard et al. (1963)	X	
Beard et al. (1978)	X	
Bosch und Pietzker (1975)		X
Byers et al. (1979)		X
Christensen (1974)		X
Claghorn und Kinross-Wright (1971)	X	
Cottman und Mezey (1976)		X
Dincin und Witheridge (1982)	X	
Franklin et al. (1975)		X
Hornstra und McPartland (1963)		X
Kirk (1976)		X

---

[11] eigene Übersetzung

Untersuchung	'random'- Zuweisung	naturalistisches Design
Mayer et al. (1973)		X
McCranie und Mizell (1978)		X
McNees et al. (1977)		X
Nuehring et al. (1980)		X
Orlinski und d'Elia (1964)		X
Purvis und Miskimins (1970)	X	
Sheldon (1964)	X	
Solomon et al. (1984)		X
Tessler und Mason (1979)		X
Vitale und Steinbach (1965)		X
Winston et al. (1977)		X

In sechs Studien erfolgt die Zuweisung der Patienten auf die einzelnen Behandlungsbedingungen bzw. auf die Kontrollbedingung per Zufall.

Paradigmatisch wird dabei die Wirksamkeit einer vorab ausgewählten Nachsorgeeinrichtung untersucht, indem eine Inanspruchnahme-Population dieser Einrichtung mit einer Kontrollgruppe verglichen wird (Beard et al., 1973, 1978; Claghorn und Kinross-Wright, 1971; Dincin und Witheridge, 1982; Purvis und Miskimins, 1970). In einer Untersuchung (Sheldon, 1964) werden die Patienten einer von drei verschiedenen Einrichtungen zugewiesen.

Wesentlich ist, daß es sich bei den als Kontrollgruppe ausgewiesenen Patienten in allen Fällen um Personen handelt, die andere Nachsorgeeinrichtungen in Anspruch nehmen (können). Damit handelt es sich nicht um eine Kontrollgruppe im engeren Sinne ('no-treatment'-Bedingung), sondern um eine zweite - allerdings unkontrollierte - Behandlungs-Bedingung.

In den sechs Untersuchungen mit Zufallszuweisung der Patienten wird demnach die Wirksamkeit der Versorgung in einer vorab bestimmten Einrichtung mit einer nicht näher spezifizierten Versorgung außerhalb dieser Einrichtung verglichen.

Kontrollmaßnahmen zur Ausschaltung von Störvariablen, die den Untersuchungsablauf betreffen, werden nicht berichtet. Um sicherzustellen, daß die Zufallszuweisung zu der erwünschten Vergleichbarkeit von 'Experimental'- und Kontrollgruppe führt, werden in den Untersuchungen von Beard et al. (1963, 1978), Dincin und Witheridge (1982) und Purvis und Miskimins (1970) die Gruppen auf signifikante Unterschiede hinsichtlich ausgewählter soziodemographischer und für krankheitsrelevant erachteter Variablen getestet.

17 der 23 Untersuchungen lassen sich als *Beobachtungsstudien* oder Untersuchungen mit naturalistischem Design charakterisieren. Statt der im Rahmen eines experimentellen Designs üblichen manipulierten Zuweisung von Patienten auf eine oder mehrere experimentelle Bedingungen/Einrichtungen (bzw. Kontrollbedingung) erfolgt bei den Beobachtungsstudien keinerlei Einwirkung auf die Inanspruchnahme von außen. Vielmehr wird die Wirksamkeit anhand der Beobachtung der tatsächlichen Kontaktnahme von Diensten untersucht.

Paradigmatisch läßt sich das Vorgehen folgendermaßen beschreiben: Eine Gruppe (krankenhausentlassener) Patienten wird im Hinblick auf die Inanspruchnahme einer oder mehrerer Versorgungseinrichtung(en) über einen festgelegten Zeitraum hinweg beobachtet. In Abhängigkeit von den ermittelten Inanspruchnahmedaten wird die Gesamtgruppe à posteriori in zwei oder mehr Gruppen aufgeteilt und hinsichtlich der Outcome-Kriterien verglichen (Anthony und Buell, 1973; Bosch und Pietzker, 1975; Byers et al., 1979; Cottman und Mezey, 1976; Hornstra und McPartland, 1963; Kirk, 1976; Mayer et al., 1973; McCranie und Mizell, 1978; McNees et al., 1977; Orlinski und d'Elia, 1964; Solomon et al., 1984; Tessler und Mason, 1979; Winston et al., 1977).

Eine zweite generelle Strategie besteht darin, die Patienten der Untersuchungsgruppe in Abhängigkeit vom Eintreten des kritischen Ereignisses stationäre Wiederaufnahme im Beobachtungszeitraum à posteriori in zwei Gruppen aufzuteilen und auf signifikante Unterschiede in ausgewählten Prädiktorvariablen (z.B. Inanspruchnahme von Nachsorgeeinrichtungen) zu untersuchen (Christensen, 1974; Franklin et al., 1975; Nuehring et al., 1980).

In einer Untersuchung (Vitale und Steinbach, 1965) werden die Auswirkungen der Inanspruchnahme zweier verschiedener Dienste miteinander verglichen.

Sichert die Zufallszuweisung im Experiment die Vergleichbarkeit der verschiedenen Gruppen bei Untersuchungsbeginn, so läßt sich bei den Beobachtungsstudien nicht ausschließen, daß Merkmale der Patienten, die das Inanspruchnahmeverhalten und/oder die Outcome-Kriterien beeinflussen (z.B. Dauer der Erkrankung), in den verschiedenen Gruppen in unterschiedlicher Ausprägung vorhanden sind. Damit lassen sich Unterschiede in den Outcome-Kriterien nicht mehr ausschließlich auf die Wirkung der kontrollierten uV/Versorgungseinrichtung zurückführen.

Dieses Problem wird in den meisten der 17 Untersuchungen mit naturalistischem Design erwähnt, teilweise wird auch der Versuch unternommen, die Wirkung solcher konfundierenden Einflüsse abzuschätzen.

Bei diesen 'Kontrollversuchen' lassen sich zwei charakteristische Ansätze unterscheiden:[12]

1. Kontrolle konfundierender Variablen durch Testung von Gruppenunterschieden auf statistische Signifikanz;

2. Kontrolle konfundierender Variablen durch Anwendung statistischer Modelle (z.B. Regressions-, Diskriminanzanalyse).

3.5.3.1 Kontrolle konfundierender Variablen durch Testung von Gruppenunterschieden

Die Kontrolle durch Prüfung auf signifikante Gruppenunterschiede soll am Beispiel der Untersuchung von Winston et al. (1977) veranschaulicht werden. In dieser Studie werden Patienten, die nach ihrer stationären Behandlung Kontakte zu einer Nachsorgeeinrichtung aufweisen, mit einer Patientengruppe ohne Nachsorgekontakte verglichen. Vor der Ermittlung der Wiederaufnahmeraten wird ein Vergleich beider Gruppen hinsichtlich verschiedener demographischer Merkmale (Alter, Rasse, Familienstand, Diagnose) durchgeführt (Chi^2-Tests): Keiner der Unterschiede ist signifikant.

Das Ergebnis der Untersuchung weist aus, daß die Wiederaufnahmerate bei den Nachsorgepatienten signifikant niedriger ist (Chi^2-Test) als in der Gruppe ohne Nachsorge. Dieser Unterschied wird durch die Wirksamkeit der Nachsorge erklärt, wobei das Fehlen signifikanter Unterschiede in den soziodemographischen Variablen zur Stützung dieser Interpretation herangezogen wird: Konfundierende Einflüsse, beispielsweise bedingt durch eine unterschiedliche Alterszusammensetzung der beiden Gruppen, können ausgeschlossen werden.

Die Problematik dieses Vorgehens und der darauf aufbauenden Argumentation soll an zwei Beispielen erläutert werden.

1. Beispiel (Abb.4)

Die im oberen Teil der Abbildung symbolisierte Patientengruppe von 10 Patienten erfährt - im Unterschied zur zweiten Gruppe - extramurale Versorgung. Zum Zeitpunkt t_2 ist für einen Patienten der ersten Gruppe und für drei Patienten der zweiten Gruppe eine stationäre Wiederaufnahme zu verzeichnen. Trotz gleicher Verteilung der beiden 'Risikovariablen' Erkrankungsdauer und Lebensverhältnisse ist die höhere Wiederaufnahmerate in Gruppe 2 jedoch möglicherweise auf die Kombination dieser Merkmale bei den Patienten dieser Gruppe zurückzuführen, nicht aber auf das Fehlen der Nachsorge.

---

[12] Generell ist anzumerken, daß bei beiden Ansätzen, im Unterschied zum Randomisieren, nur solche Variablen kontrolliert werden können, deren Einfluß bekannt ist und die darüber hinaus auch erhoben werden.

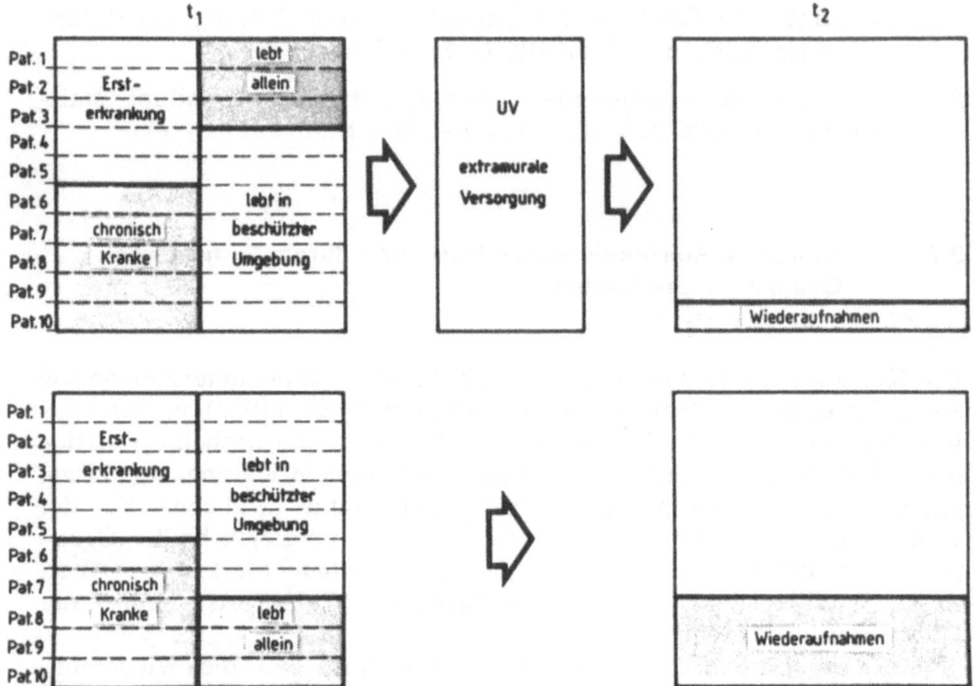

Abb.4. Kombination von Merkmalen als konfundierende Einflußgröße

2. Beispiel

Zur statistischen Prüfung von Unterschieden in Häufigkeiten bedient man sich meist der Chi^2-Tests. Das Verfahren besteht in einem Vergleich der empirisch vorgefundenen mit den bei Annahme der Nullhypothese zu erwartenden Häufigkeiten.

Ist ein Chi^2-Wert auf dem 5%-Niveau signifikant, so besagt dies folgendes: Bei Gültigkeit der Nullhypothese (H_0: empirisch vorgefundene und theoretisch zu erwartende Häufigkeiten unterscheiden sich nicht) wird man in 5 von 100 Fällen einen Chi^2-Wert der ermittelten Höhe oder einen noch höheren Wert vorfinden.

Bei der Entscheidung geht man folglich ein gewisses Fehlerrisiko ein, wobei zwei Arten von Fehler zu unterscheiden sind:

- α-Fehler (Fehler 1.Art): Eine an sich richtige Nullhypothese wird zugunsten der Alternativhypothese verworfen.

- ß-Fehler (Fehler 2.Art): Die Nullhypothese wird beibehalten, obwohl die Alternativhypothese richtig ist.

Beide Fehlerarten sind nicht unabhängig voneinander: Mit abnehmender Wahrscheinlichkeit einen Fehler 1.Art zu begehen, steigt die Wahrscheinlichkeit für den Fehler 2.Art, und umgekehrt.

In jedem speziellen Fall ist darüber zu entscheiden, ob man lieber ersteres oder letzteres in Kauf nehmen möchte. In der Praxis hat es sich jedoch eingebürgert, Entscheidungen primär gegenüber dem α-Fehler abzusichern (Bortz, 1979; Witte, 1980). Wenn es, wie im vorliegenden Fall darum geht, eine mögliche Ungleichverteilung bekannter konfundierender Wirkvariablen zu identifizieren, kann sich diese Strategie jedoch als verhängnisvoll erweisen: Durch den ausschließlichen Versuch, den Fehler 1.Art zu minimieren, wird unbeabsichtigt die Wahrscheinlichkeit des Fehler 2.Art vergrößert und damit die Wahrscheinlichkeit die Nullhypothese beizubehalten, obwohl die Alternativhypothese richtig wäre.

Die Kontrolle konfundierender Variablen durch die Ermittlung von Gruppenunterschieden wird in mehr oder weniger abgewandelter Form auch in den Untersuchungen von Christensen (1974), Cottman und Mezey (1976), Franklin et al. (1975), Kirk (1976), Mayer et al. (1973), McCranie und Mizell (1978), Orlinski und d'Elia (1964) und Tessler und Mason (1979) angewendet. In den meisten Fällen dienen die ermittelten Unterschiede als Grundlage für ad-hoc-Interpretationen oder zur Erklärung für mit den ursprünglichen Hypothesen unvereinbaren Ergebnissen.

3.5.3.2 Kontrolle konfundierender Variablen durch Anwendung statistischer Modelle

Die Kontrolle konfundierender Variablen durch multiple Datenanalyse soll ebenfalls an einem Beispiel dargestellt werden. In der Studie von Byers et al. (1979) werden Patienten untersucht, die nach ihrer Entlassung aus einem psychiatrischen Krankenhaus durch Mitarbeiter eines Community Mental Health Center betreut werden. Ziel der Studie ist es, den Zusammenhang zwischen verschiedenen 'prehospital'-, 'inhospital'- und 'posthospital'-Variablen und Rückfall (recidivism) zu ermitteln. Im besonderen heißt es :".... the predictive power of various features of the community support system available to the patient, when prehospital and inhospital factors were controlled for, was examined" (ebda, S.13).

Um die Beziehung zwischen Nachsorge und Rückfall zu ermitteln wird eine schrittweise multiple Regressionsanalyse durchgeführt, in die alle 31 erhobenen Variablen aufgenommen werden. In verkürzter Darstellung lautet das Ergebnis, daß ambulante Versorgung keinen signifikanten Beitrag zur Varianzaufklärung der Kriteriumsvariablen leistet: "The amount of aftercare received did not appear, in itself, to be a critical variable in determining whether a patient was readmitted" (ebda, S.17).

Bei der multiplen schrittweisen linearen Regressionsanalyse werden die Prädiktoren in Abhängigkeit von der Größe ihres Vorhersagewertes (Korrelation mit der Kriteriumsvariablen) in die Regressionsgleichung aufgenommen (Gaensslen und Schubö, 1973). Im ersten Schritt des Verfahrens wird das Kriterium allein aus derjenigen Variablen vorhergesagt, welche die höchste Korrelation mit ihm hat. Diese Prädiktorvariable wird sodann aus allen anderen Prädiktoren auspartialisiert. Im zweiten Schritt wird nun diejenige Variable verwendet, die in partialisierter Form am höchsten von allen verbleibenden Partialvariablen mit dem Kriterium korreliert, usw.

Bei einer derartigen Auswahl aufgrund der Sukzession der Prädiktoren besteht jedoch keine Gewähr dafür, daß man tatsächlich die vorhersagekräftigste Prädiktorenauswahl ermittelt hat (Gaensslen und Schubö, 1973, S.113).

Schwerwiegender noch ist der Einwand, daß bei diesem Vorgehen keine Kontrolle der für eine Kausalhypothese notwendigen zeitlichen Abfolge möglich ist:

Dauer der Erkrankung -> Nachsorgeverhalten -> Wiederaufnahmerate

Bei diesem einfachen Modell wird unterstellt, daß die Dauer der Erkrankung das Nachsorgeverhalten beeinflußt, das wiederum Auswirkungen auf die Wiederaufnahmewahrscheinlichkeit hat. Um nun den isolierten Zusammenhang zwischen Nachsorge und Wiederaufnahme zu ermitteln, muß zuvor aus der Nachsorgevariable derjenige Anteil herauspartialisiert werden, der durch 'Dauer der Erkrankung' bedingt ist. Diese Reihenfolge ist jedoch bei der multiplen Regressionsanalyse nicht gewährleistet. So ist, auf die Untersuchung von Byers et al. (1979) bezogen, nicht auszuschließen, daß Variablen des 'posthospital'-Bereiches aufgrund einer höheren Korrelation mit der Kriteriumsvariablen vor 'prehospital'-Merkmalen in die Analyse einbezogen werden.

In modifizierter Form wird dieses Vorgehen auch in den Untersuchungen von Anthony und Buell (1973), Nuehring et al. (1980) und Solomon et al. (1984) angewendet. Im Unterschied zu dem vorgestellten Beispiel wird bei Anthony und Buell (1973) eine multiple lineare Regressionsanalyse durchgeführt, um festzustellen, ob sich Nachsorgepatienten von Patienten ohne Nachsorgekontakte unterscheiden.

In der Studie von Solomon et al. (1984) erfolgt die Datenanalyse mittels einer 'hierarchical stepwise block multiple regression analysis'. Im Text heißt es hierzu: "A ... regression was used to determine ... the effect of use of aftercare services after both social demographic and clinical characteristics had been taken into account" (ebda, S.1568). Allerdings erlaubt diese Information kein Urteil darüber, ob damit die erwähnten Probleme vermieden werden.

Bei einigen der vorgestellten Beobachtungsstudien ist nicht bekannt, ob neben der Inanspruchnahme der jeweils im Blickpunkt des Interesses stehenden Einrichtung(en) durch die Untersuchungspopulation noch andere Nachsorgekontakte bestehen. So läßt sich aufgrund der verfügbaren Daten in den Studien von Hornstra und McPartland (1963), McNees et al. (1977), Orlinski und d'Elia (1964) und Vitale und Steinbach (1965) nicht mit hinreichender Sicherheit ausschließen, daß die Ergebnisse durch die nicht kontrollierte Kontaktnahme mit anderen Diensten konfundiert werden.

3.6 23 Studien zur Wirksamkeit extramuraler Versorgung: Zusammenfassung der Ergebnisse

Will man auf der Grundlage der 23 referierten Untersuchungen ein abschließendes Urteil zur Wirksamkeit extramuraler Versorgung fällen, so ergibt sich ein sehr uneinheitliches Bild (Tabelle 6)[13]:

Tabelle 6 Darstellung der Ergebnisse

Untersuchung	Wirkung extramuraler Versorgung		
	positiv	keine	negativ
Anthony und Buell (1973)	X		
Beard et al. (1963)	X		
Beard et al. (1978)	X		
Bosch und Pietzker (1975)	X		
Byers et al.(1979)		X	
Christensen (1974)			X
Claghorn und Kinross-Wright (1971)	X		
Cottman und Mezey (1976)			X
Dincin und Witheridge (1982)	X		
Franklin et al. (1975)			X
Hornstra und McPartland (1963)	X		
Kirk (1976)	(X)		(X)
Mayer et al. (1973)		(X)	(X)
McCranie und Mizell (1978)	X		
McNees et al. (1977)	X		

---

[13] vgl. auch Anhang 1

Untersuchung	Wirkung extramuraler Versorgung		
	positiv	keine	negativ
Nuehring et al. (1980)			X
Orlinski und d'Elia (1964)	X		
Purvis und Miskimins (1970)	X		
Sheldon (1964)	X		
Solomon et al. (1984)	(X)		(X)
Tessler und Mason (1979)		X	
Vitale und Steinbach (1965)	X		
Winston et al. (1977)	X		

Folgt man den Interpretationen der jeweiligen Autoren, so wird in 13 Studien ein positiver Effekt psychiatrischer Nachsorge auf die stationäre Behandlungsbedürftigkeit nachgewiesen. Positiver Effekt bedeutet hier: Extramurale Versorgungs- und Behandlungsmaßnahmen führen zu einer verminderten Wiederaufnahmewahrscheinlichkeit, bzw. reduzieren die Rate stationärer Wiederaufnahmen. Beispielhaft hierfür stehen die Untersuchungen von Anthony und Buell (1973), Bosch und Pietzker (1975), Dincin und Witheridge (1982), Hornstra und McPartland (1963), McNees et al. (1977), Purvis und Miskimins (1970), Sheldon (1964) und Winston et al. (1977).

Übereinstimmend wird in allen diesen Arbeiten ermittelt, daß bei Patienten, die nach einer stationären Behandlung eine Nachsorgeeinrichtung in Anspruch nehmen, die Rate der Wiederaufnahmen nach einem bestimmten Zeitintervall niedriger ist als bei Patienten ohne solche Kontakte. Die statistische Absicherung der Gruppenunterschiede geschieht in der Regel durch Signifikanztests (Chi^2-Test), in einigen Fällen begnügen sich die Autoren allerdings mit der Angabe von Prozentwerten.

In den Untersuchungen von Beard et al. (1963, 1978), Claghorn und Kinross-Wright (1971) und Orlinski und d'Elia (1964) zeigt sich die Wirksamkeit ambulanter Nachsorge bei der Reduzierung stationärer Wiederaufnahmen nicht nur einmal, zum Ende des Beobachtungszeitraumes, sondern zu verschiedenen Zeitpunkten im Intervall.

McCranie und Mizell (1978) beobachten eine Abnahme der Rehospitalisierungsrate bei Zunahme der absoluten Kontakthäufigkeit mit der Nachsorgeeinrichtung. Nach detaillierterer Analyse gilt diese Beziehung allerdings nur für psychotisch Erkrankte, Frauen, Patienten mit schwarzer Hautfarbe und über 40jährige.

Bei Beard et al. (1978) ist bei Nachsorgepatienten, neben einer verminderten Wiederaufnahmerate, das Zeitintervall bis zu einer erneuten Krankenhausaufnahme im Mittel signifikant länger, die stationäre Behandlung im Durchschnitt kürzer als bei Kontrollpatienten.

Bosch und Pietzker (1975) schließlich konnten - wenngleich sie auf eine statistische Absicherung ihrer Ergebnisse verzichten - aufzeigen, daß bei einer kontinuierlichen Nachbehandlung, die neben einer medikamentösen Versorgung auch Beratung beinhaltet, ein weiterer Beitrag zur Reduzierung des Rehospitalisierungsrisikos geleistet werden kann.

Im Unterschied zu diesen 13 Beiträgen wurde in drei Studien kein Vorteil nachversorgter Patienten nachgewiesen.

In der Untersuchung von Tessler und Mason (1979) zeigt sich kein signifikanter Unterschied in den Wiederaufnahmeraten, Byers et al. (1979) konnten keinen Beitrag ambulanter Nachsorge zur Vorhersage stationärer Wiederaufnahme und zur Länge des 'Aufenthaltes in der Gemeinde' identifizieren. Bei Vitale und Steinbach (1965) zeigt sich keine Überlegenheit einer umfassenden Nachversorgung mit rehabilitativen Schwerpunkten gegenüber einer weniger intensiven Nachbetreuung.

Vier Untersuchungen kommen gar zu dem Ergebnis, daß die Inanspruchnahme von Nachsorgeeinrichtungen überzufällig häufig mit einer erhöhten Wiederaufnahmewahrscheinlichkeit in Beziehung steht. So haben beispielsweise in den Untersuchungen von Christensen (1974) und Franklin et al. (1975) Patienten mit Wiederaufnahmen im Follow-up-Zeitraum zuvor häufiger Nachsorgekontakte als solche ohne Wiederaufnahme.

Bei Cottman und Mezey (1976) werden Patienten mit intensiver Inanspruchnahme eines ambulanten psychiatrischen Dienstes öfter wiederaufgenommen, verbringen längere Zeit im Krankenhaus und haben zum Ende des Beobachtungszeitraumes mehr Symptome als Patienten mit geringer Inanspruchnahme.

Zu ganz ähnlichen Ergebnissen kommen auch Nuehring et al. (1980). In ihrer Studie haben psychisch Kranke, die in kontinuierlicher Nachsorge stehen, eine signifikant höhere Wiederaufnahmerate gegenüber solchen Patienten, die entweder keine Nachsorge erhalten oder die Nachsorgekontakte abbrechen.

Schließlich ist noch eine vierte Gruppe von Untersuchungen zu benennen. Sie umfaßt drei Arbeiten, deren Ergebnisse kein konsistentes Bild zur Wirksamkeit extramuraler Versorgung erkennen lassen.

In der Studie von Kirk (1976) haben Patienten ohne Nachsorgekontakte eine signifikant niedrigere Wiederaufnahmerate als Patienten mit Nachsorgekontakten. Betrachtet man nur die Nachsorgeklientel, so reduziert sich, zumindest bei chronisch Kranken, mit Zunahme der absoluten Kontakthäufigkeit die Wiederaufnahmewahrscheinlichkeit; bei

Zunahme der relativen Kontakthäufigkeit vergrößert sich dagegen die Wahrscheinlichkeit der stationären Wiederaufnahme.

Mayer et al. (1973) konnten beim Vergleich zweier Gruppen, von denen die eine durch mindestens einmaliges Aufsuchen eines extramuralen Dienstes charakterisiert ist, keine Unterschiede in den Wiederaufnahmeraten errechnen. Allerdings war die Rate bei Patienten mit mindestens drei Kontakten gegenüber Patienten mit einem oder zwei Kontakten deutlich höher.

Bei Solomon et al. (1984) steigt die Länge des Zeitintervalles bis zu einer Krankenhausaufnahme mit der Anzahl verschiedener in Anspruch genommener Dienste; dagegen verkürzt sich das Intervall mit zunehmender Intensität und Regelmäßigkeit (vgl. 3.2.2) der Inanspruchnahme signifikant.

3.7 Schlußfolgerungen und Skizze des weiteren Vorgehens

In Anbetracht der widersprüchlichen Ergebnisse ist zu fragen, wie diese Differenzen zustande kommen.

Neben der Möglichkeit, daß sich darin die unterschiedliche Qualität und damit auch die unterschiedliche Wirksamkeit der jeweils untersuchten Versorgungseinrichtungen valide niederschlägt, muß nach den Darstellungen in 3.2 bis 3.5 allerdings auch mit anderen Varianzquellen gerechnet werden:

- Trotz aller Versuche, durch die genannten Auswahlkriterien die 23 Studien vergleichbar zu machen, bleiben bedeutsame Unterschiede bei den untersuchten Einrichtungen, bei den Patientenpopulationen, bei der Operationalisierung der Wirkvariablen und der Outcome-Kriterien bestehen, die letztlich für die unterschiedlichen Resultate entscheidend sind. Dies wäre ein Hinweis auf eine differentielle Wirksamkeit extramuraler psychiatrischer Versorgung.

- Methodische Unzulänglichkeiten bei Untersuchungsdesign und Analyse lassen alternative Interpretationsmöglichkeiten zu. Die Deutung der Resultate als ausschließliche Folge extramuraler Versorgung wäre demnach unzulässig.

Der nun folgende empirische Teil der Arbeit soll einen weiteren Beitrag zur Evaluation extramuraler psychiatrischer Versorgung leisten. Hauptanliegen der Untersuchung ist es, die Wirksamkeit ambulanter medizinischer Behandlung bei der Reduzierung stationärer Behandlungsbedürftigkeit zu überprüfen. Ein Schwerpunkt wird darin bestehen, durch ein geeignetes datenanalytisches Vorgehen die interne Validität der Ergebnisse zu sichern.

Die Überprüfung erfolgt anhand der Daten, die im Rahmen des Forschungsprojektes 'Bedarf und Inanspruchnahme von Nachsorgeeinrichtungen für schizophrene Patienten aus Mannheim' erhoben wurden[14]. Das Projekt wurde in den Jahren 1977 bis 1982 im Sonderforschungsbereich 116 'Psychiatrische Epidemiologie' der Universität Heidelberg, am Zentralinstitut für Seelische Gesundheit in Mannheim, gefördert.

Der empirische Teil gliedert sich thematisch in drei Abschnitte.

Im ersten Abschnitt (5.1-5.5) erfolgt eine Darstellung von Forschungsplan, Datenerhebung und Patientenbeschreibung. Der Abschnitt schließt mit einer Deskription der Inanspruchnahme von Versorgungseinrichtungen durch die untersuchte Patientenpopulation (6.1-6.3).

Im zweiten Teil (7.1-7.4) wird ein Modell zur Evaluation extramuraler Versorgung entwickelt. Schwerpunkte sind Darstellung und Operationalisierung der wichtigsten inhaltlichen Bestandteile.

Im dritten Abschnitt (8.1-8.2) erfolgt die hypothesengeleitete Überprüfung der Wirksamkeit extramuraler ärztlicher Versorgung.

Am Anfang jedoch (4) steht eine kurze Beschreibung der psychiatrischen Versorgungsstruktur in Mannheim im Zeitraum der vorliegenden Untersuchung.

---

[14] Ich danke den ehemaligen Projektleitern, Herrn Priv.-Doz. Dr. J. Jakubaschk und Herrn Dr. J. Klug für die freundliche Überlassung der Daten.

4   Die psychiatrische Versorgung in Mannheim

Mannheim, mit mehr als 300000 Einwohnern zweitgrößte Stadt in Baden-Württemberg, verfügte bis Anfang der 70er Jahre über keine stationäre psychiatrische Versorgungseinrichtung. Bis zu diesem Zeitpunkt erfolgte die intramurale psychiatrische Versorgung der Bevölkerung in erster Linie durch das ca. 35 km entfernte Landeskrankenhaus in Wiesloch, sowie, allerdings in sehr bescheidenem Umfang, durch die psychiatrische Universitätsklinik in Heidelberg und durch die neurologische Abteilung der Städtischen Krankenanstalten Mannheim. Für die Versorgung psychogeriatrisch Kranker stand zudem das Kreispflegeheim im 15 km entfernt gelegenen Weinheim zur Verfügung.

Im Jahr 1972 wurde erstmals eine psychiatrische Abteilung mit 55 Betten an den Städtischen Krankenanstalten eröffnet, die zwischen 1975 und 1976 schrittweise in die Psychiatrische Klinik des im Zentrum der Stadt neu errichteten Zentralinstitut für Seelische Gesundheit (Zi) übernommen wurde (Häfner und Klug, 1981). Gegründet als Modell für die Erprobung von Grundsätzen und Vorstellungen moderner psychiatrischer Vorsorge, Behandlung und Rehabilitation (vgl. WHO, 1983), bestand eines der Planungsziele für das Zentralinstitut in der schrittweisen Verwirklichung eines Systems gemeindenaher Versorgung psychisch Kranker. Interdisziplinäre und anwendungsbezogene Grundlagenforschung sowie die Krankenversorgung bilden dabei die beiden Schwerpunktprogramme des Instituts.

Das für die Zusammenarbeit von Zentralinstitut und kommunalen Einrichtungen der Stadt Mannheim sowie den freien Wohlfahrtsverbänden notwendige Bindeglied ist der gemeindepsychiatrische Dienst. Im Jahr 1969 als Arbeitsgruppe in den Städtischen Krankenanstalten ins Leben gerufen, wurde er 1979 als Abteilung Gemeindepsychiatrie in das Zentralinstitut integriert (Zentralinstitut für Seelische Gesundheit, 1984). Standen zu Beginn Planung und Koordination beim Aufbau komplementärer Versorgungseinrichtungen (Rehabilitationseinrichtungen, Wohn- und Übergangsheime, Patientenclubs, etc.) im Vordergrund, so liegt heute, da vor allem auf dem Heimsektor eine dem Bedarf entsprechende Versorgungskapazität erreicht scheint (vgl. Häfner et al., 1986), ein Schwerpunkt der Abteilung auf der Beratung und Betreuung der komplementären Dienste.

Im Jahr 1977, zum Zeitpunkt des Beginns der vorliegenden Untersuchung, war der Aufbau der Versorgungsstrukturen noch in vollem Gange. Am 31.12.1977 standen in Mannheim die nachfolgend aufgeführten psychiatrischen Dienste zur Verfügung (modifiziert nach Häfner und Klug, 1981):

a. stationärer Bereich

Krankenhäuser/stationäre Einrichtungen außerhalb Mannheims:

- Psychiatrisches Landeskrankenhaus Wiesloch (1450 Betten)
- Psychiatrische Universitätsklinik Heidelberg (120 Betten)
- Kreispflegeheim Weinheim (354 Betten)

Krankenhäuser in Mannheim:

- Zentralinstitut für Seelische Gesundheit (Psychiatrische Klinik: 106 Betten; Kinder-und Jugendpsychiatrische Klinik: 48 Betten; Psychosomatische Klinik: 48 Betten)
- Neurologische Klinik am Klinikum Mannheim (60 Betten)
- Abteilung für Neurologie am Heinrich-Lanz-Krankenhaus (40 Betten)

b. teilstationärer Bereich

- Tagesklinik (Zentralinstitut und Universitätsklinik Heidelberg; 20 Plätze)

c. komplementärer Bereich

- 2 beschützte Heime (insgesamt 43 Plätze)
- 2 beschützte Wohngemeinschaften (insgesamt 18 Plätze)
- 1 beschützte Werkstatt (90 Plätze)
- 5 Patientenclubs

d. ambulanter Bereich

- 7 niedergelassene Nervenärzte
- psychiatrischer Konsultationsdienst in den Städtischen Krankenanstalten (3 Ärzte)
- psychiatrische/psychotherapeutische Ambulanz am Zentralinstitut (2,5 Arztstellen)
- psychiatrischer Bereitschaftsdienst in der Notfallabteilung der Städtischen Krankenanstalten (außerhalb der Dienststunden; 1 Arzt)

–   Notfall- und Bereitschaftsdienst am Zentralinstitut (außerhalb der Dienststunden; 2 Ärzte)

Bis zum Abschluß der Studie im Jahr 1982 stieg die Zahl der Plätze im komplementären Wohnbereich (Heime und Wohngemeinschaften) von 61 im Jahr 1977 auf 184 an (Häfner et al., 1986), im selben Zeitraum nahm außerdem die Zahl der niedergelassenen Nervenärzte auf 12 zu (Häfner und an der Heiden, 1983).

Das zunehmende Angebot außerstationärer psychiatrischer Dienste, vor allem im komplementären Heimbereich, ermöglichte in verstärktem Umfang die Behandlung auch chronisch psychisch Kranker außerhalb des Krankenhauses. So nahm beispielsweise zwischen 1973 und 1980 die Stichtagsbelegung in den für Mannheim zuständigen psychiatrischen Krankenhäusern durch Einwohner mit der Diagnose Schizophrenie kontinuierlich ab (von 155 auf 110), während sich im selben Zeitraum die Zahl der in psychiatrischen Heimen betreuten Patienten der gleichen diagnostischen Gruppe auf etwas über 100 nahezu verdoppelte (Häfner und an der Heiden, 1984).

Selbst Patienten, die aufgrund der Schwere ihrer Erkrankung einer längerfristigen kontinuierlichen Versorgung bedurften, waren unter den veränderten Rahmenbedingungen nicht mehr ausschließlich auf ein Krankenhaus angewiesen: Von allen schizophrenen Langzeitpatienten (ununterbrochene Behandlungsdauer von mindestens einem Jahr) befanden sich an einem Stichtag 1973 rund 30% in Heimen, alle anderen wurden in Krankenhäusern versorgt. Dieser Anteil wuchs bis 1980 auf 60% an (Häfner und an der Heiden, 1984). Schließlich konnten drei Viertel aller Patienten, die 1980 eine mindestens einjährige stationäre Versorgungsmaßnahme begannen, in ein Heim aufgenommen werden, nur ein Viertel bedurfte hierfür der Aufnahme in ein psychiatrisches Krankenhaus.

5 Design der Studie, Erhebungsinstrumente und Beschreibung der Patientenpopulation[15]

5.1 Design der Studie

Die Untersuchung umfaßt alle Patienten, die innerhalb eines Jahres (1.10.77 - 30.9.78) mit der Klinikdiagnose Schizophrenie (ICD 295.) in eine der drei nachfolgend aufgeführten, für die stationäre psychiatrische Versorgung der Stadt Mannheim zuständigen Einrichtungen aufgenommen wurden:

- Zentralinstitut für Seelische Gesundheit in Mannheim
- Psychiatrisches Landeskrankenhaus Wiesloch
- Psychiatrische Universitätsklinik Heidelberg

Die Patienten wurden innerhalb der ersten Woche nach Erfassung und zu drei weiteren Zeitpunkten, in halbjährlichen Abständen, aufgesucht und befragt (vgl. Abb.5).

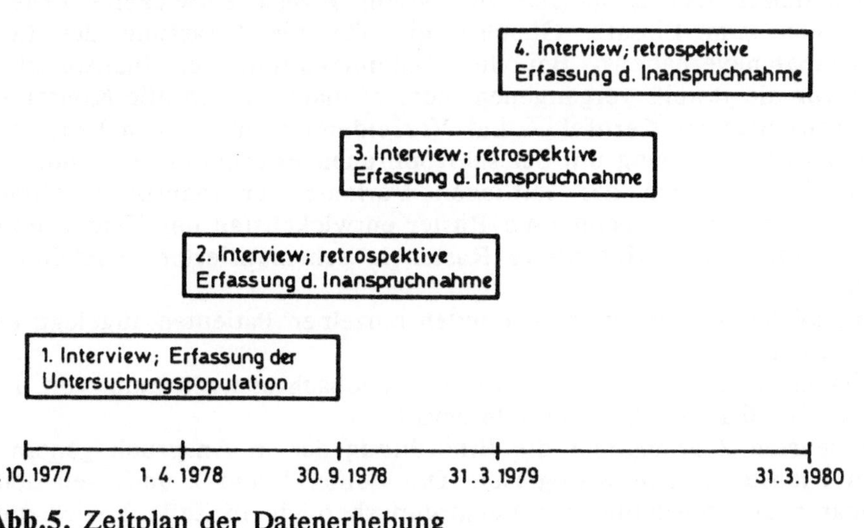

Abb.5. Zeitplan der Datenerhebung

---

[15] Die Darstellung beschränkt sich auf die für das Verständnis der Studie notwendigen Informationen.

Der Follow-up-Zeitraum jedes Patienten betrug demnach 18 Monate, pro Patient wurden vier Interviews durchgeführt.

Im Erstinterview wurden ausführliche Informationen zur Krankheitsvorgeschichte, sowie zur sozialen Situation erhoben. Das Schwergewicht der Interviews 2, 3 und 4 lag auf der retrospektiven Erfassung und Dokumentation der Inanspruchnahme psychiatrischer Kernfeld- und Vorfeldeinrichtungen für die jeweils vergangenen sechs Monate. Zu allen Querschnitten wurde der aktuelle psychopathologische Befund ermittelt.

5.2 Datenerhebung

Alle Informationen wurden grundsätzlich von den betroffenen Patienten selbst erfragt. Wo es notwendig erschien, wurden Angehörige oder andere nahestehende Personen in die Interviews einbezogen.

Die Daten zum aktuellen psychopathologischen Befund wurden mittels des 'Present State Examination/PSE' (Wing et al., 1974) erhoben und mit dem Computerprogramm CATEGO ausgewertet. Die Interviewer (zwei Mediziner, zwei Diplom-Psychologen) waren in einem mehrwöchigen Training (mit Video-Einsatz) in die Handhabung und Durchführung des PSE eingewiesen worden.

Zur standardisierten Erfassung der Daten zur Krankheits- und Sozialanamnese kamen speziell zu diesem Zweck entwickelte Erhebungsbögen zum Einsatz. Gleiches gilt für die Erfassung des Inanspruchnahmeverhaltens. Bei der Dokumentation der Inanspruchnahme für die jeweils vergangenen sechs Monate wurden alle Kontakte mit psychiatrischen Kernfeld- und Vorfeldeinrichtungen erhoben, sofern ein Zusammenhang mit der schizophrenen Erkrankung bestand.

Zur Registrierung des zeitlichen Verlaufs der Inanspruchnahme wurde ein sog. Inanspruchnahme-Raster entwickelt (an der Heiden und Klug, 1980). Abb.6 gibt dieses Raster in schematisierter Darstellung wieder.

Ein solches Raster wurde für jeden einzelnen Patienten angelegt; es hat zwei Dimensionen:

Dimension 1 zerlegt den gesamten Beobachtungszeitraum von 18 Monaten in 36 Fünfzehn-Tages-Intervalle.

Dimension 2 ermöglicht die Einordnung der in Anspruch genommenen Dienste in acht Kategorien. Die Zeilen 1 und 2 umfassen den stationären und teilstationären Versorgungsbereich. In Zeile 3 wird die komplementäre Unterbringung in einem Heim bzw. in einer therapeutischen Wohngemeinschaft dokumentiert, in Zeile 4 die Beschäftigung in einer beschützenden Werkstatt.

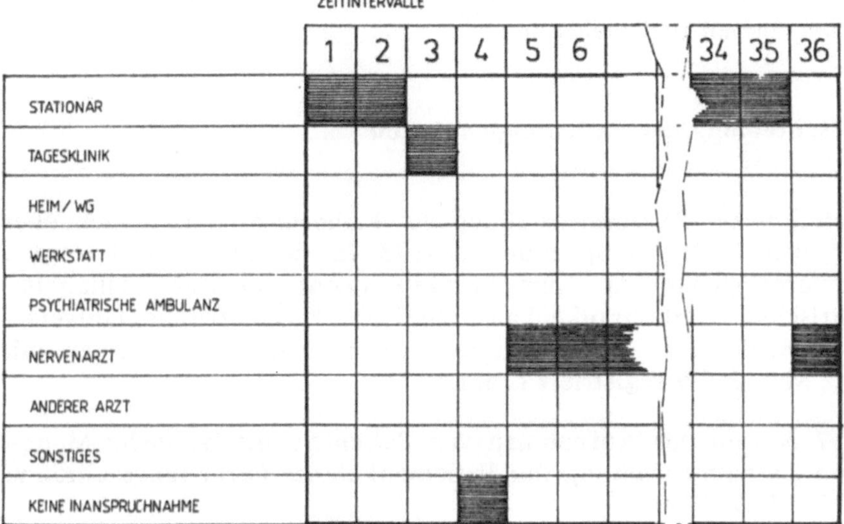

Abb.6. Inanspruchnahme-Raster

Die Zeilen 5 bis 7 dienen der Erfassung ambulanter ärztlicher Behandlung:

a.   psychiatrische Ambulanz: hierbei handelt es sich um die Ambulanz am Zentralinstitut für Seelische Gesundheit;

b.   Nervenarzt: niedergelassener Arzt mit Gebietsbezeichnung für Psychiatrie und/oder Neurologie;

c.   anderer Arzt: 'Hausarzt', praktischer Arzt, Arzt für Allgemeinmedizin oder anderer Gebietsbezeichnung.

Auch hier wurde sichergestellt, daß beispielsweise ein Kontakt mit einem Arzt der Kategorie 'anderer Arzt' nur dann registriert wurde, wenn er im Zusammenhang mit der schizophrenen Erkrankung stattfand.

Die Restkategorie 'Sonstiges' umfaßt Besuche im Patientenclub, Aufsuchen von Ämtern, Beratungsstellen, kirchlichen Organisationen und ähnliches.

In Zeile 9 läßt sich die inverse Information festhalten, wenn ein Patient in einem oder mehreren der 15-Tages-Intervalle keinen Kontakt zu einer Versorgungs- oder Nachsorgeeinrichtung hat.

Die solcherart dokumentierten Inanspruchnahme-Daten geben Auskunft über Häufigkeit und Dauer stationärer Behandlungen, Art der aufgesuchten Nachsorgeeinrichtung, Anzahl und Dauer der Kontakte in einem bestimmten Zeitraum, Kontinuität/Diskontinuität der Inanspruchnahme, Wechsel zwischen verschiedenen Einrichtungen, parallele Inanspruchnahmen und vieles mehr[16].

5.3 Beschreibung der Patientenpopulation

Der Zeitraum zur Zusammenstellung der Kohorte erstreckte sich über ein Jahr, vom 1.10.1977 bis zum 30.9.1978. In diesem Intervall wurden in den drei genannten Einrichtungen (Zentralinstitut Mannheim, Psychiatrisches Landeskrankenhaus Wiesloch, Psychiatrische Universitätsklinik Heidelberg) die stationären Aufnahmen aller Patienten mit Wohnsitz Mannheim registriert (Tabelle 7).

Tabelle 7 Anzahl der Aufnahmen von Patienten mit Wohnsitz Mannheim und Zusammenstellung der Patientenkohorte (Erhebungszeitraum: 1.10.1977 - 30.9.1978)

		Zi Mannheim		PLK Wiesloch		Uni Heidelberg	
		A	B	A	B	A	B
Oktober	'77	45	13	67	14	2	-
November	'77	40	11	50	8	3	1
Dezember	'77	51	9	47	7	1	1
Januar	'78	43	10	62	4	7	1
Februar	'78	47	9	55	9	2	1
März	'78	58	7	62	12	2	1
April	'78	51	7	57	9	4	-
Mai	'78	39	7	62	5	-	-
Juni	'78	51	6	58	6	-	-
Juli	'78	51	5	47	7	2	1
August	'78	45	12	59	4	3	-
September	'78	49	4	69	4	3	-
		570	100	695	89	29	6

A: Patienten mit Wohnsitz Mannheim
B: Mannheimer Patienten mit Diagnose Schizophrenie

Zi Mannheim = Zentralinstitut für Seelische Gesundheit, Mannheim
PLK Wiesloch = Psychiatrisches Landeskrankenhaus, Wiesloch
Uni Heidelberg = Psychiatrische Universitätsklinik Heidelberg

---

[16] Operationalisierungsanweisungen stellten die Eindeutigkeit der Dokumentation sicher, beispielsweise, wenn zwei exklusive Versorgungsformen (stationäre und ambulante Behandlung) in ein 15-Tages-Intervall fielen.

Aus den 1294 stationär aufgenommenen Patienten mit Hauptwohnsitz Mannheim wurden diejenigen herausgefiltert, die folgende beiden Voraussetzungen erfüllten:

1. Klinikdiagnose Schizophrenie (ICD 295.0 - 295.9, einschließlich Verdachtsdiagnose);

2. die Einweisung erfolgt in eine Abteilung für psychisch kranke Erwachsene;

Zusätzlich galten folgende Ausschlußkriterien:

1. Schwachsinn, mindestens vom Grade leichter Debilität (ICD 311. - 315.);

2. schwere sensorische Behinderung (blind, taubstumm, gehörlos, beiderseits hochgradig schwerhörig) oder Aphasie;

3. exogene Psychose oder schweres organisches Psychosyndrom (ICD 290. - 294.);

4. chronischer Alkohol-, Medikamenten- oder Drogenmißbrauch (ICD 303.1 - 303.9 und 304.).

Von den 1294 Mannheimer Patienten erhielten 219 die Klinikdiagnose Schizophrenie.

24 Patienten wurden trotz zutreffender Diagnose ausgeschlossen, da sie zusätzlich eines der aufgeführten Ausschlußmerkmale aufwiesen. Damit ergab sich eine Untersuchungspopulation von 195 schizophrenen Patienten.

Die Gruppe setzt sich zusammen aus 86 Männern und 109 Frauen.

Der Altersdurchschnitt für die gesamte Kohorte liegt bei 39,9 Jahren (Spannweite: 17 bis 73 Jahre); die Frauen sind im Mittel mit 42,8 Jahren deutlich älter als die Männer mit durchschnittlich 36,4 Jahren.

Ein Vergleich mit der Altersstruktur der Mannheimer Bevölkerung von 1978 zeigt, daß bei beiden Geschlechtern in der Kohorte die 25- bis 34Jährigen überrepräsentiert sind, bei den Frauen zusätzlich die 45-54jährigen Patienten (Abb.7).

163 Patienten, dies sind 84% der Gesamtgruppe, gaben an, schon früher in psychiatrischer Behandlung gewesen zu sein. Von diesen 163 Patienten wiederum hatten 150 bei Untersuchungsbeginn bereits mindestens einen stationären Aufenthalt hinter sich, wobei das Maximum bei 25 stationären Aufenthalten lag.

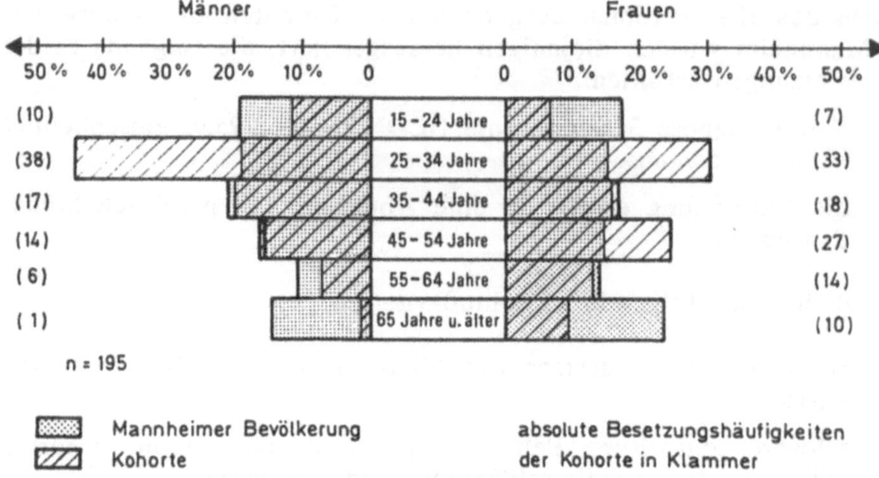

Abb.7. Altersstruktur der Kohorte im Vergleich zur Mannheimer Bevölkerung 1978 (getrennt nach Geschlecht)

5.4 Ausfälle

Die folgenden Auswertungen setzen die vollständige Analyse des Inanspruchnahme-Verhaltens über den gesamten Beobachtungszeitraum von 18 Monaten voraus. Da dies nicht bei allen Patienten möglich war, reduzierte sich die Kohorte um weiter 47 auf eine Gesamtzahl von 148 Personen. Tabelle 8 gibt Auskunft über die Ausfälle und über die Gründe, die zu den Ausfällen führten:

Tabelle 8 Ausfälle (kumulativ)

	MF 1	MF 2	MF 3	MF 4
Kohorte	195	195	195	195
verweigert	–	7	7	7
verstorben	–	7	8	10
Wohnortwechsel	–	17	21	24
Sprachprobleme (Ausländer)	–	6	6	6
vollständig	195	158	153	148

MF = Meßfolge

Sieben Patienten verweigerten die Mitarbeit, 10 Patienten verstarben im Untersuchungszeitraum, weitere 24 Patienten wechselten ihren Wohnort Mannheim. Schließlich konnten bei sechs Patienten aufgrund von Verständigungsproblemen (Ausländer) keine ausreichend verläßlichen Informationen eingeholt werden.

5.5 Einige Anmerkungen zum Design der Studie und zur Datenerhebung

Anmerkung 1: Die Inanspruchnahmedaten basieren auf Interviews. Dabei hat der Interviewte und/oder eine Bezugsperson jeweils retrospektiv für ein halbes Jahr Angaben zum Inanspruchnahmeverhalten zu machen. Es stellt sich somit die Frage nach *Validität* und *Reliabilität* der solcherart erhobenen Daten.

Für die stationären Behandlungsdaten ergab ein Vergleich der Angaben mit verfügbaren Informationen aus Krankenakten keine diskrepanten Ergebnisse. Problematischer ist die Sachlage für den extramuralen Bereich einzuschätzen. Hier standen keine alternativen Quellen zur Verfügung, sodaß die Zuverlässigkeit nicht abgeglichen werden konnte.

Nach Ergebnissen von Untersuchungen zur Reliabilität von Interview-Daten im Bereich der Inanspruchnahme von medizinischen Einrichtungen muß man annehmen, daß die tatsächliche Kontakthäufigkeit auf der Grundlage von Interview-Daten unterschätzt wird (Feldman, 1960; Simmons und Bryant, 1962). Allerdings nimmt die Genauigkeit u.a. mit der Schwere der Erkrankung und mit der Häufigkeit und Regelmäßigkeit der Kontakte zu. Da diese Bedingungen bei den untersuchten Patienten weitgehend zutreffen (s.u.), kann insgesamt von einer ausreichenden Zuverlässigkeit der Informationen ausgegangen werden.

Anmerkung 2: Bedingung für die Zugehörigkeit zur Kohorte war die *stationäre Aufnahme* in eine der drei genannten Einrichtungen.

Neben forschungspragmatischen Gründen sprach für dieses Vorgehen die Erfahrung, daß bei der Schwere der Erkrankung Schizophrenie in ihrem Verlauf mit ziemlich hoher Wahrscheinlichkeit mit stationären Behandlungsepisoden zu rechnen ist.

Allerdings ist von Bedeutung, daß auch unter den als chronisch schizophren diagnostizierten Patienten mit einem nicht unbeträchtlichen Anteil zu rechnen ist, der auch im Verlauf sehr langer Zeitspannen außerhalb des Krankenhauses versorgt werden kann (Garonne et al., 1975; Engelhardt et al., 1982). So fanden Engelhardt und

Mitarbeiter bei einem 15-Jahres-Follow-up von 646 chronisch Schizophrenen 133 Patienten, die niemals zuvor in stationärer Behandlung
waren. Nach Ablauf der 15 Jahre hatte diese Gruppe immerhin noch
eine Stärke von 81 Patienten.

Für die Repräsentativität der Ergebnisse könnte dies Konsequenzen
haben, ebenso wie der mögliche Einwand, daß stationäre Langzeitpatienten nicht ihrer klinischen und versorgungspraktischen Bedeutung
entsprechend berücksichtigt werden konnten.

Genau genommen gelten die Ergebnisse nur für Patienten, die aufgrund der Schwere der Erkrankung auch stationärer Behandlung be-
dürfen. Dies ist nach wie vor der weitaus überwiegende Teil der an
Schizophrenie Erkrankten. Was die Langzeitpatienten anbetrifft, so
konnten von den 195 Patienten der Kohorte lediglich drei im Verlauf
der 18monatigen Untersuchungsphase nicht aus stationärer Behandlung
entlassen werden.

Anmerkung 3: Die Häufigkeit bzw. Dauer der Kontakte ist nur eine
mögliche Beschreibungsdimension des Inanspruchnahme-Verhaltens,
wobei außerdem zu berücksichtigen ist, daß die Quantität keinen unmittelbaren Rückschluß auf die Qualität der verabreichten Leistungen
zuläßt. Die Beschränkung auf quantifizierbare Aspekte der Inanspruchnahme bedeutet einen bewußten Verzicht auf Information. Versuche,
die *Qualität* der Versorgung zu bestimmen, beispielsweise in Form sog.
'medical audits' (McKinlay, 1972), sind allerdings noch zu wenig er-
probt.

6 Deskription der Inanspruchnahme[17]

6.1 Stationäre Versorgung im Beobachtungszeitraum

Nach einer durchschnittlichen Verweildauer von 91 Tagen werden die
Patienten aus der stationären Behandlung, die zur Aufnahme in die
Kohorte führte, entlassen. Für 68 der 148 Patienten bleibt dies der
einzige stationäre Aufenthalt während des gesamten Beobachtungszeitraumes. 80 Patienten (54%) müssen mindestens ein zweitesmal
stationär versorgt werden, wobei das Maximum bei sieben stationären
Aufenthalten innerhalb von 18 Monaten liegt (Abb.8):

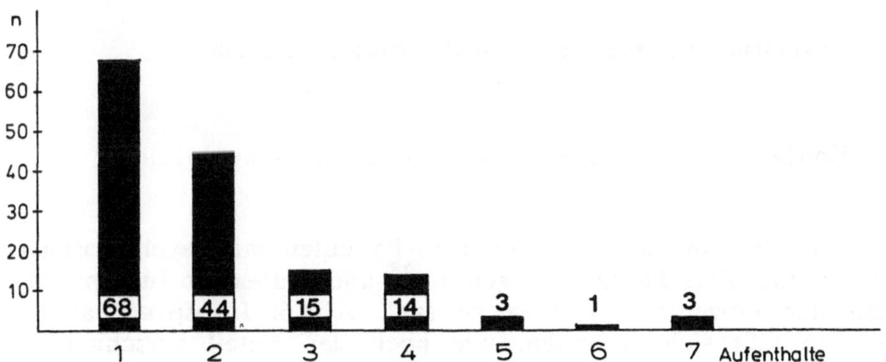

Abb.8. Stationäre Aufenthalte im Beobachtungszeitraum von 18 Monaten (Quelle: Häfner und an der Heiden, 1984)

Insgesamt verbringen die Patienten im Schnitt 144 Tage in stationärer Behandlung, dies entspricht in etwa einem Viertel des Beobachtungszeitraumes, bzw. 92,7 Tagen pro Patient und Jahr.

Männer und Frauen unterscheiden sich nicht im Hinblick auf die
Häufigkeit stationärer Aufenthalte.

---

[17] Grundlage dieser und der folgenden Analysen sind die Inanspruchnahme-Daten der
148 Patienten, die über den gesamten Follow-up-Zeitraum von 18 Monaten hinweg
beobachtet werden konnten.

Allenfalls in der Tendenz läßt sich ein Zusammenhang zwischen der Häufigkeit stationärer Behandlungen vor Untersuchungsbeginn und im 18-Monats-Intervall feststellen (Tabelle 9): Mit der Häufigkeit stationärer Behandlungen vor Beginn der Studie steigt die Anzahl stationärer Aufnahmen im Beobachtungszeitraum (Chi^2= 5.99, df=4, p=.20).

Tabelle 9 Häufigkeit stationärer Behandlungen vor und während der Untersuchungsphase

		Anzahl stationärer Aufenthalte vor Untersuchungsbeginn		
		0 - 1	2 - 4	5 -
Anzahl im	1	24	32	22
Untersuchungs-	2 - 3	17	17	25
zeitraum	4 - 7	4	4	13

6.2   Extramurale Versorgung im Beobachtungszeitraum

6.2.1   Kontakthäufigkeiten und parallele Inanspruchnahmen

Zählt man alle Kontakte der Kohorten-Patienten mit psychiatrischen Kernfeld- und Vorfeldeinrichtungen aus[18] und ordnet die Inanspruchnahmen den einzelnen Diensten zu (vgl. Abb.6: Inanspruchnahme-Raster), so läßt sich erkennen, wie hoch der Anteil verschiedener Institutionen an der Versorgung schizophrener Patienten in Mannheim ist (Abb.9).

Legt man die Gesamtzahl der extramuralen Kontakte zugrunde (n = 4652), so entfallen auf den Nervenarzt 29,1% der Nennungen (n=1353). Addiert man die psychiatrische Ambulanz und 'andere Ärzte' (z.B. 'Hausarzt', praktischer Arzt, Arzt für Allgemeinmedizin oder anderer Gebietsbezeichnung) hinzu, so kommt man insgesamt auf 59,2% (n = 2755) der Inanspruchnahmen.

---

[18] Genau genommen werden 15-Tages-Intervalle ausgezählt, in denen ein Kontakt stattfindet. Wenn während eines der Intervalle mehrere Einrichtungen aufgesucht werden, wird das Intervall entsprechend der Anzahl der Kontakte gezählt.

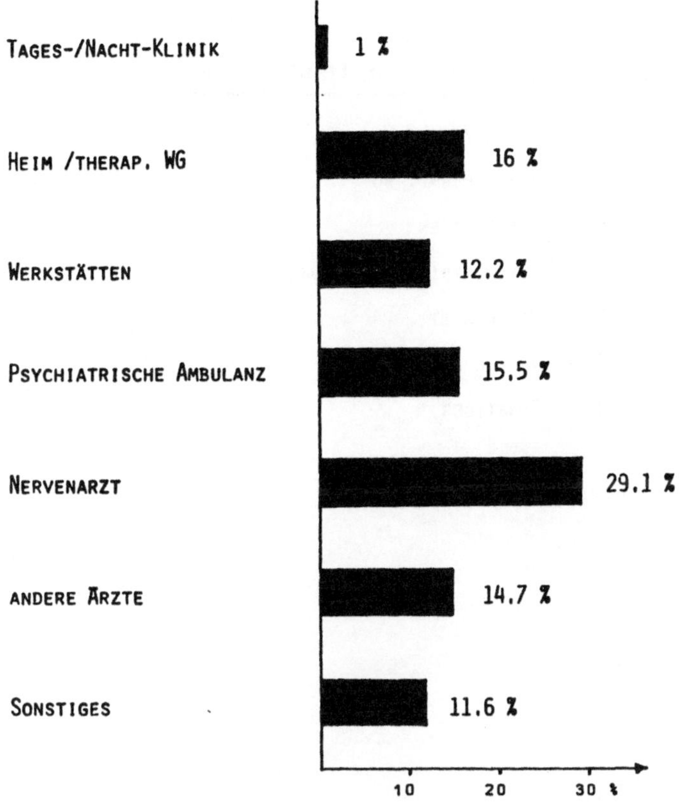

Abb.9. Anteil verschiedener Institutionen an der Versorgung schizophrener Patienten aus Mannheim

Über alle 148 Patienten hinweg werden 885 Intervalle gezählt, in denen kein Kontakt mit einer Versorgungsinstitution besteht. Dies entspricht 22,9% der Intervalle außerhalb der Klinik.

Wie bereits angedeutet, beschränkt sich die Versorgung außerhalb des Krankenhauses häufig nicht auf die Inanspruchnahme einer einzigen Einrichtung. In annähernd der Hälfte der Zeit werden mehrere, im Extrem bis zu fünf Dienste gleichzeitig[19] in Anspruch genommen. Bei den meisten (91,3%) dieser parallelen Inanspruchnahmen handelt es sich um eine Kombination in Verbindung mit dem Arztbesuch.

Tabelle 10 vermittelt einen Eindruck von der Komplexität des Inanspruchnahme-Verhaltens:

Die Tabelle ist folgendermaßen zu lesen: Insgesamt, über alle 148 Patienten hinweg, werden 2355 15-Tages-Intervalle gezählt, in denen ein Patient entweder stationär versorgt ist, oder keinerlei professionelle Hilfe in Anspruch nimmt.

---

[19] 'gleichzeitig' bedeutet hier 'innerhalb eines 15-Tages-Intervalles'

Tabelle 10 Inanspruchnahme-Kombinationen: Häufigkeiten

KOMBINATION

2	3	4	5	6	7	8	Häufigkeit
							[2355]
						8	72
					7		357
					7	8	54
				6			729
				6		8	85
				6	7		70
				6	7	8	12
			5				303
			5			8	73
			5		7		95
			5		7	8	9
			5	6			10
			5	6	7		1
		4					44
		4				8	5
		4			7		8
		4			7	8	2
		4		6			[134]
		4		6		8	76
		4		6	7		1
		4	5				34
		4	5			8	12
		4	5		7		4
	3						195
	3					8	6
	3				7		40
	3			6			134
	3			6		8	12
	3			6	7		1
	3			6	7	8	1
	3		5				72
	3		5			8	22
	3		5		7		5
	3		5		7	8	4
	3	4					57
	3	4				8	32
	3	4			7		1
	3	4		6			69
	3	4		6		8	15
	3	4		6	7		2
	3	4	5				[29]
	3	4	5			8	36
	3	4	5		7		3
	3	4	5		7	8	2
2							23
2						8	2
2					7		2
2					7	8	4
2				6			1
2			5			8	1
2			5		7		2
2			5		7	8	1
2		4			7	8	1
2		4	5		7		1
2	3						7

2 = TAGES-/NACHTKLINIK

3 = HEIM/THERAP. WG

4 = WERKSTÄTTEN

5 = PSYCHIATRISCHE AMBULANZ

6 = NERVENARZT

7 = ANDERE ÄRZTE

8 = SONSTIGES

Es gibt 134 Intervalle, in denen eine individuelle Kombination von Arzt- und Werkstattbesuch zu finden ist, in 29 Intervallen liegt eine Kombination von Heimunterbringung, Werkstattbesuch und Aufsuchen einer psychiatrischen Ambulanz vor.

6.2.2 Die Inanspruchnahme im zeitlichen Verlauf

Berücksichtigt man die zeitliche Ordnung der Beobachtungsperioden, so läßt sich für jedes der 36 Intervalle die Anzahl der Patienten ermitteln, die sich in den neun verschiedenen 'Inanspruchnahme-Kategorien' befinden (Tabelle 11)[20]:

Tabelle 11 Zahl der Patienten in den Institutionen zu den verschiedenen Zeitpunkten

INSTITUTION :	1	2	3	4	5	6	7	8	9
ZEITPUNKT									
1	148	0	0	0	0	0	0	0	0
2	136	0	4	1	2	4	3	1	2
3	116	0	7	3	8	10	7	3	5
4	89	1	13	7	12	20	13	5	9
5	73	1	16	9	13	33	10	10	15
6	63	1	17	9	12	37	22	8	13
7	43	2	18	11	20	42	15	14	23
8	43	1	20	12	21	38	21	12	19
9	37	0	21	11	29	36	18	19	27
10	34	0	19	10	26	44	23	17	22
11	31	1	20	13	26	43	18	20	23
12	30	1	19	14	30	43	21	21	22
13	29	1	17	16	26	45	20	14	26
14	29	1	19	16	24	42	17	17	28
15	27	1	20	17	21	43	22	15	29
16	27	1	21	19	24	42	23	19	29
17	29	1	20	18	19	40	25	23	29
18	21	2	23	20	24	45	26	19	28
19	20	3	24	20	22	44	23	20	29
20	28	3	22	17	23	40	23	17	26
21	31	3	20	18	21	36	23	18	26
22	29	2	22	21	24	41	24	17	27
23	27	1	25	22	20	40	24	13	27
24	27	2	25	19	29	42	23	14	24
25	27	2	25	21	21	38	20	17	32
26	27	2	24	18	28	42	21	17	26
27	22	2	27	20	19	41	21	19	31
28	29	2	25	18	21	44	19	17	30
29	24	2	27	23	19	40	19	20	34
30	26	2	26	22	22	47	22	15	28
31	31	1	25	20	14	37	17	19	32
32	25	2	27	20	23	41	19	14	32
33	21	1	27	22	17	40	21	15	34
34	22	0	27	20	23	45	19	19	31
35	24	0	26	22	15	40	24	18	36
36	25	0	27	19	21	48	17	13	31

Werden nun in einem nächsten Schritt die neun Kategorien zu drei einander ausschließenden Versorgungszuständen verdichtet

- stationäre Versorgung (Code 1)
- extramurale Versorgung (Code 2-8)
- keine Versorgung (Code 9)

---

[20] aufgrund der Mehrfachinanspruchnahmen pro Intervall sind die Zeilensummen häufig größer als 148

und werden zusätzlich die individuellen Übergänge von einem Zustand zum nächsten in der zeitlichen Abfolge berücksichtigt, so lassen sich die Wanderungsbewegungen der 148 Patienten über 18 Monate hinweg abbilden (Abb.10).

Im ersten Intervall befinden sich alle 148 Patienten in stationärer Behandlung. Im zweiten Intervall sind 12 Patienten entlassen, davon suchen 10 eine extramurale Einrichtung auf, zwei Patienten nehmen keine Nachsorge in Anspruch. 136 Patienten verbleiben weiterhin in stationärer Behandlung.

Ab dem dritten Intervall werden die Wanderbewegungen komplexer: Eine erste Wiederaufnahme in das Krankenhaus ist zu verzeichnen, und zwar aus dem Bereich 'extramurale Versorgung'. Desgleichen

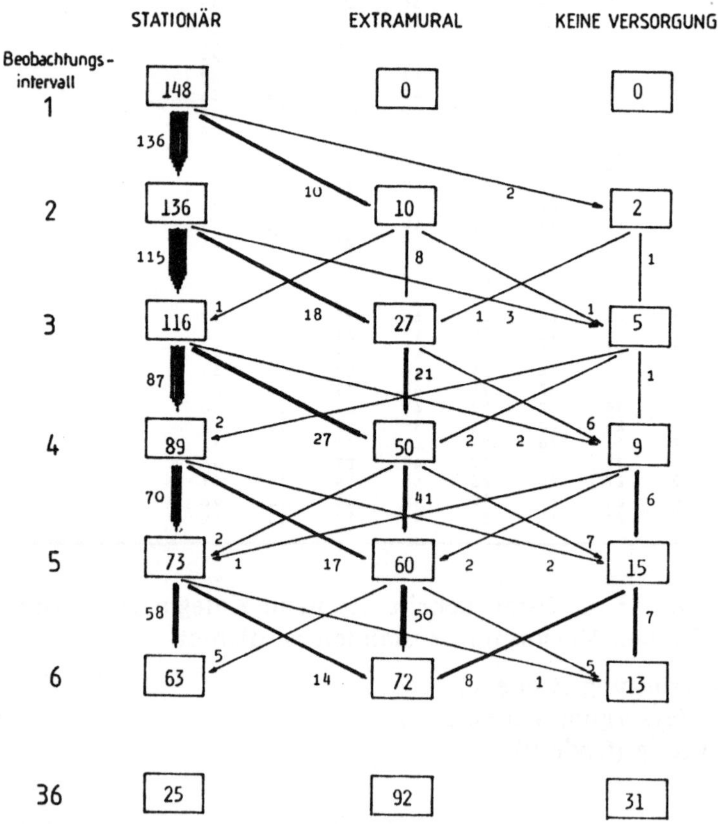

Abb.10. Patientenstromanalyse (Quelle: Häfner und an der Heiden, 1984)

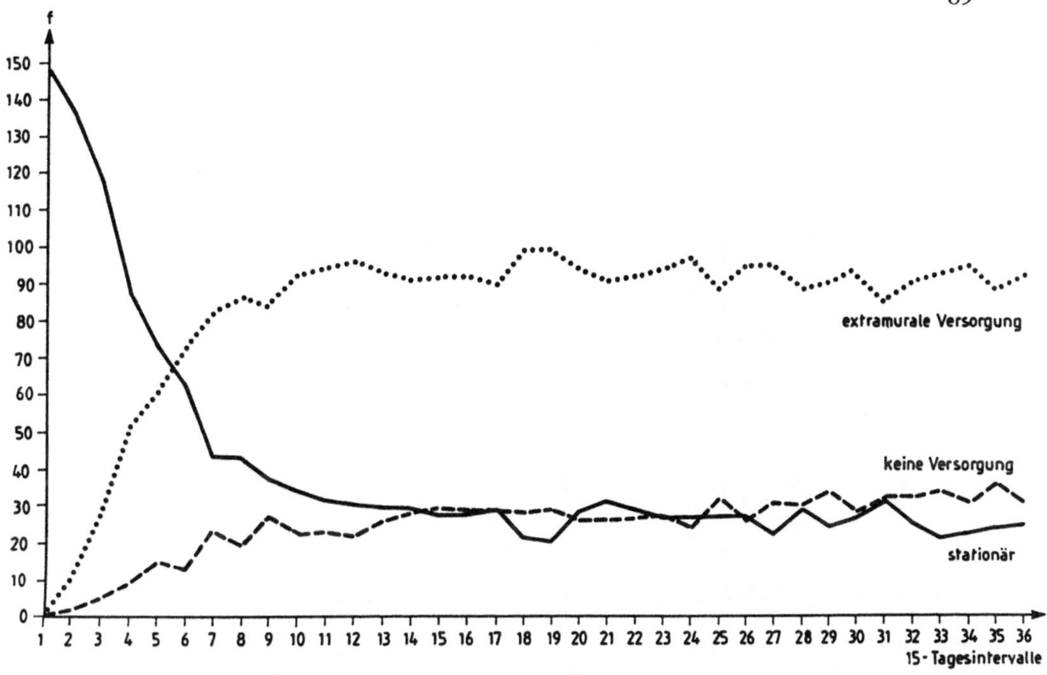

Abb.11. Inanspruchnahme über 18 Monate (Quelle: Häfner und an der Heiden, 1983)

wandert ein Patient, der zuvor ohne Versorgung war, in den Nachsorgebereich ab. Insgesamt ist aus dem stationären Bereich heraus eine deutliche Abnahme und dementsprechend in den Bereichen 'extramurale Versorgung' und 'keine Nachsorge' eine deutliche Zunahme zu beobachten.

Etwa nach einem halben Jahr (12. Intervall) stabilisieren sich die Zustände in den drei Kategorien und bleiben für die restliche Beobachtungszeit relativ konstant : Im Mittel sind ab diesem Zeitpunkt pro Intervall rund 17% der Patienten in stationärer Behandlung, 63% nehmen extramurale Versorgungsleistungen in Anspruch und 20% sind ohne Versorgung (Abb.11).

6.3. Intra- und extramurale Versorgung: Raten der Inanspruchnahme und weitere patientenbezogene Auswertungen

Während bei den bisherigen Darstellungen die verschiedenen Institutionen und deren Anteile an der Versorgung im Mittelpunkt standen, rückt bei den nun folgenden Auswertungen die patientenbezogene Analyse in den Vordergrund.

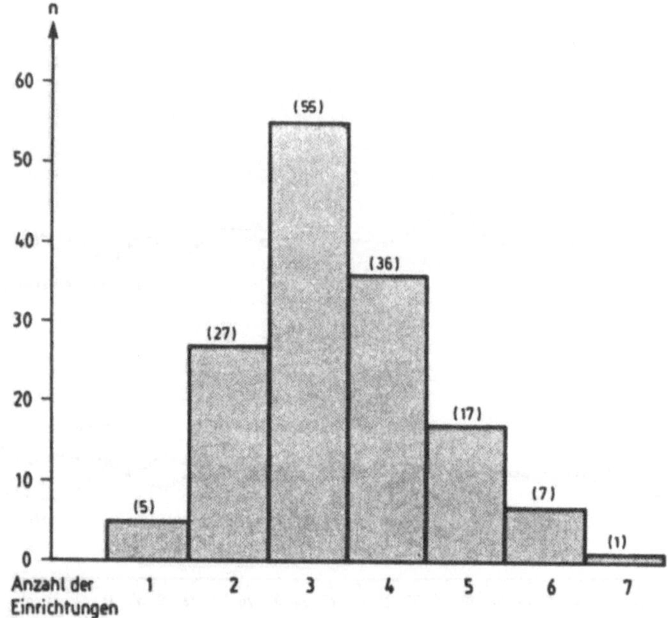

Abb.12. Anzahl der Einrichtungen (stationär und extramural), die pro Patient im Verlauf von 18 Monaten in Anspruch genommen werden

Die multiple Inanspruchnahme unterschiedlicher Dienste wurde bereits in der querschnittlichen Betrachtung analysiert. Betrachtet man die individuellen Verlaufsmuster, so läßt sich die Gesamtzahl der Einrichtungen ermitteln, die in 18 Monaten in Anspruch genommen werden (Abb.12).

Im Mittel werden von den Patienten der Kohorte drei bis vier verschiedene 'Einrichtungstypen' konsultiert[21], wobei die Spannweite von einer Einrichtung (nur stationäre Versorgung) bis zu sieben Einrichtungen reicht.

Tabelle 12 vermittelt in vergleichbaren Raten (Behandlungs-/Pflegetage je 100 Patienten/Jahr bzw. Kontakte je 100 Patienten/Jahr) ein Bild der Inanspruchnahme stationärer, ambulanter und komplementärer Dienste.

Alle 148 Patienten sind definitionsgemäß in stationärer Behandlung. Die geringe Anzahl von nur sechs Patienten des Einrichtungstypes 'Tages-/Nachtklinik' ist in erster Linie dadurch bedingt, daß die einzige Tagesklinik für Mannheimer Patienten bis 1983 im 20 km entfernten Heidelberg gelegen ist.

---

[21] hierbei ist der Wechsel innerhalb einer Kategorie (z.B. Wechsel des Nervenarztes) nicht berücksichtigt

Tabelle 12 Raten der intra- und extramuralen Versorgung (Quelle: Häfner und an der Heiden, 1984)

Institution	n (Patienten)	durchschnittliche Rate pro 100 Patienten und Jahr [1]
Psychiatrisches Krankenhaus	148	9 270 Tage
Tages-/Nacht-klinik	6	284 Tage
Heim	38	4 700 Tage
beschützende Werkstatt	36	2 560 Tage
Psychiatrische Ambulanz		485 Kontakte
Psychiater/ Nervenarzt	136	915 Kontakte
andere Ärzte		460 Kontakte
Sonstiges (Patientenclub u.ä)	67	245 Kontakte

[1] Bei der Berechnung der Raten wurde die Gesamtzahl der 148 Patienten zugrundegelegt

38 Patienten leben nach der Krankenhausentlassung in Übergangs- oder Dauerwohnheimen, wobei fünf dieser Patienten im Beobachtungszeitraum erstmals in eine solche Einrichtung aufgenommen werden.

36 Patienten sind in einer von zwei beschützenden Werkstätten Mannheims beschäftigt. Dies sind 29% von insgesamt 126 Patienten, die angeben, in keinem Arbeitsverhältnis zu stehen.

Die große Mehrheit (n=136) der aus dem Krankenhaus entlassenen Schizophrenen hat in der außerstationären Zeit Kontakt zu einer ärztlichen Institution, wenn auch in sehr unterschiedlichem Ausmaß.

Dies ist ein sehr bedeutsames Ergebnis, kommt doch der ambulanten medizinischen Betreuung im Rahmen eines umfassenden extramuralen Behandlungskonzeptes eine besondere Funktion zu. Das Ergebnis ist auch insofern bemerkenswert, als es in deutlichem Kontrast zu Befunden anderer Studien steht, die das Nachsorgeverhalten schizophrener Patienten untersuchten.

In einer Untersuchung von Evans et al. (1973) nahmen von 80 akut schizophren erkrankten Patienten 34 (43%) nach ihrer Krankenhausentlassung keine ambulante medizinische Versorgung in Anspruch, 29 (36%) hatten zwischen einem und fünf Kontakten und nur 17 (21%) hatten sechs Kontakte und mehr. Raten, die teilweise noch erheblich darunter liegen, wurden von Gunderson et al. (1974) und Weiner et al. (1974) dargestellt. Davis et al. (1972) berichten von 60% einer 126-köpfigen Stichprobe, die in einem 5-Jahres-Follow-up nach Beendigung eines experimentellen Programms ambulant versorgt wurden. Zu vergleichbaren Zahlen (66%) kommen Mayer et al. (1973) anhand der Inanspruchnahmedaten einer Gruppe von 236 Patienten im ersten Jahr nach ihrer Krankenhausentlassung. Schließlich sei noch auf eine Untersuchung von Wolkon (1970) verwiesen, nach der nur ein Drittel der Patienten einer Empfehlung zur Weiterbehandlung in einer Nachsorgeeinrichtung nachkam (vgl. auch Sue et al., 1976; Bosch und Pietzker, 1975).

Um die ärztliche Versorgung Schizophrener außerhalb des Krankenhauses inhaltlich näher zu bestimmen, wurden acht Gruppen, die durch unterschiedliche Arten/Formen ärztlicher Nachsorge gekennzeichnet sind, definiert. Jeder Patient wurde einer dieser Gruppen zugeordnet. Abb.13 zeigt das Ergebnis:

Knapp über die Hälfte der Patienten (55,4%) kontaktiert in der außerstationären Phase ausschließlich eine der drei genannten Einrichtungen (C,D,E), die meisten davon (36,5%) den niedergelassenen Nervenarzt (D). Immerhin 12 Patienten werden von einem Arzt ohne spezielle Gebietsbezeichnung der Psychiatrie und/oder Neurologie betreut (E):

21 Schizophrene werden über längere Zeiträume hinweg (mindestens drei Monate) von zwei Ärzten gleichzeitig versorgt (A); meist handelt es sich dabei um eine Kombination von 'Hausarzt' und Facharzt. Eine ebenso große Zahl von Patienten wechselt im Verlauf der 18 Monate die ärztliche Institution (B), was im Hinblick auf Compliance und Kontinuität der Versorgung als bedenklich angesehen werden muß (Tantam und Klerman, 1979; Baekland und Lundwall, 1975; Bauer, 1983).

9 Patienten sind nur kurzfristig in ambulanter ärztlicher Betreuung (F), nehmen aber gleichzeitig andere Versorgungseinrichtungen in Anspruch. Zumindest bei einigen der zusätzlich beanspruchten Einrichtungen (z.B. Heim) ist eine ärztliche Beratung nicht auszuschließen.

Weitere 12 Patienten werden nach der Entlassung aus dem Krankenhaus nicht oder nur kurzfristig ambulant versorgt (G). Schließlich sind noch drei Patienten zu erwähnen, die während der gesamten Beobachtungsphase ununterbrochen in stationärer Behandlung waren (H).

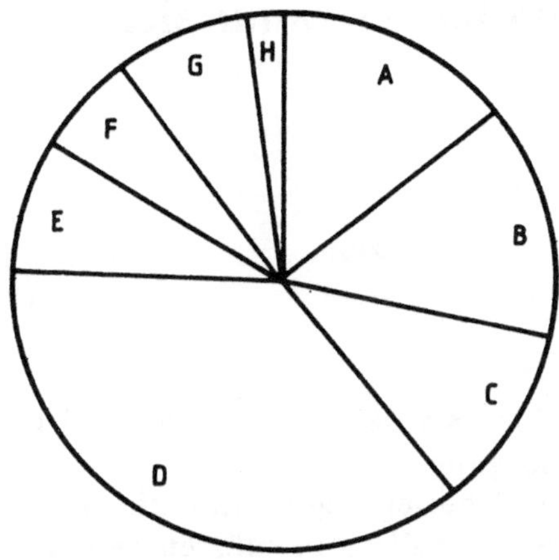

Code	ERLÄUTERUNG	n	%
A	parallele Inanspruchnahme von Nervenarzt, psychiatrischer Ambulanz oder "anderer Arzt" über mindestens 3 Monate	21	14,2
B	Wechsel der "Arztkategorie" Ausnahme : einmalige Kontakte zu anderen ärztlichen Institutionen	21	14,2
C	ausschließliche Inanspruchnahme "psychiatrische Ambulanz"	16	10,8
D	ausschließliche Inanspruchnahme "Nervenarzt"	54	36,5
E	ausschließliche Inanspruchnahme "anderer Arzt"	12	8,1
F	kein / einmaliger Kontakt zu ärztlichem Dienst, bei gleichzeitiger Inanspruchnahme anderer extramuraler Einrichtungen (z. B. Heim)	9	6,1
G	kein / einmaliger Kontakt zu ärztlichem Dienst ohne gleichzeitige Versorgung durch andere Einrichtungen	12	8,1
H	keine ärztliche Inanspruchnahme, da ununterbrochen stationär	3	2,0

Abb.13. Die ärztliche Versorgung schizophrener Patienten aus Mannheim außerhalb des Krankenhauses

7 Ein Modell zur Evaluation extramuraler Versorgung

Ziel der folgenden Analysen sind Kausalaussagen zur Wirksamkeit extramuraler psychiatrischer Versorgung.

Maßgeblich für die folgenden Überlegungen sind die drei Bedingungen, die für eine Kausalaussage erfüllt sein müssen (Kenny, 1979; vgl. 3.5.1):

1. zeitliche Abfolge der Ereignisse;

2. gemeinsame Variation der interessierenden Ereignisse;

3. Ausschluß konkurrierender Erklärungen durch Ausschluß moderierender Einflußgrößen und/oder alternativer Wirkvariablen.

Während die Punkte 1 und 2 selten größere Schwierigkeiten bereiten, stellt die Erfüllung der dritten Bedingung in einer Beobachtungsstudie häufig die entscheidende Schwachstelle dar. Da im Unterschied zum Experiment keinerlei Manipulation der Inanspruchnahme (Randomisierung) durch den Untersucher erfolgt, muß der Ausschluß konkurrierender Erklärungen durch ein Vorgehen gesichert werden, das sich entscheidend auf die Kenntnis eines Modells der wirksamen Größen stützt.

Das ideale Modell grenzt aus dem Universum der Variablen diejenigen aus, die aufgrund von Vorwissen oder begründeten Vermutungen im gerade untersuchten Gegenstandsbereich wirksam sind. Dazu gehören natürlich die abhängigen und die unabhängigen Variablen und alle diejenigen Größen, die die Interaktion zwischen beiden beeinflussen können. Unterstellt, das Modell bildet den untersuchten Gegenstandsbereich vollständig ab, so ermöglicht es durch die Einführung von direkten und indirekten Effekten die Zerlegung von Zusammenhängen in Bestandteile, die einzelnen unabhängigen Variablen zuzuordnen sind.

7.1 Unabhängige Variablen und deren Operationalisierungen

Wie bereits ausführlich dargestellt (6.2-6.3), nehmen die Patienten der Kohorte eine Vielzahl von Einrichtungen und Diensten in Anspruch. Darin spiegeln sich zum einen die verschiedenartigen Bedürfnisse der Patienten wider, zum anderen läßt sich daraus die Vielfalt der Angebote ablesen, die in Mannheim für psychisch kranke Menschen bereitstehen.

Der Sachverhalt, daß ca. 94% der aus dem Krankenhaus entlassenen Schizophrenen ärztlich betreut werden, soll nun dazu benutzt werden, die ambulante psychiatrische Versorgung in Mannheim auf ihre Wirksamkeit zu überprüfen. Die ambulante psychiatrische Versorgung umfaßt die Behandlung durch die/den

- Psychiatrische Ambulanz am Zentralinstitut für Seelische Gesundheit

- niedergelassenen Facharzt für Psychiatrie und/oder Neurologie

- andere Ärzte, sofern sichergestellt ist, daß die Behandlung der psychischen Erkrankung im Vordergrund steht.

Ausgangspunkt für die Operationalisierung der unabhängigen Variablen ist wiederum das Inanspruchnahme-Raster (Abb.6)[22]. Das Raster zerlegt den gesamten Beobachtungszeitraum von 18 Monaten in 36 Einzelintervalle. Die kleinste Zeiteinheit deckt demnach den Zeitraum von einem halben Monat ab und wird im folgenden, inhaltlich nicht ganz präzise, als '15-Tages-Intervall' bezeichnet:

SUMME   =   36 15-Tages-Intervalle

Für jeden Patienten wird nun die Anzahl der 15-Tages-Intervalle ausgezählt, in denen ein Kontakt zu einer der drei ambulanten medizinischen Einrichtungen stattgefunden hat. Werden für ein bestimmtes Intervall Kontakte zu mehr als einem der genannten Dienste registriert, so wird nur ein Kontakt gezählt:

AMB   =   Anzahl der 15-Tages-Intervalle mit ambulantem medizinischem Kontakt

Da die Patienten in den 18 Monaten unterschiedlich lange Zeitspannen außerhalb des Krankenhauses verbringen, ist es notwendig

---

[22] Die Operationalisierungs-Anweisungen werden hier und im folgenden paradigmatisch bezogen auf den gesamten Beobachtungszeitraum von 18 Monaten dargestellt, obwohl bei einigen der Analysen kürzere Zeiträume zugrunde gelegt werden.

einen standardisierten Index zu bilden, bei dem die Anzahl der Kontakte zur Zeit außerhalb des Krankenhauses in Beziehung gesetzt wird. Um diese Zeitspanne zu bestimmen, muß vorab die Anzahl der 15-Tages-Intervalle ermittelt werden, die ein Patient in stationärer Behandlung verbringt:

STAT = Anzahl der 15-Tages-Intervalle in stationärer
Behandlung

Das relative Maß *'Intensität ambulanter medizinischer Versorgung'* wird somit auf folgende Weise gebildet:

INT = ambulante Behandlung während der Zeit außerhalb
des Krankenhauses

= AMB / (SUMME - STAT)

Als weiteres relatives Maß wird der prozentuale *'Anteil der ambulanten medizinischen Versorgung an der gesamten medizinischen Versorgung'* eines Patienten ermittelt:

ANT = Anteil ambulanter Behandlung an der gesamten
medizinischen Versorgung

= (AMB / BEH) * 100

wobei

BEH = Anzahl der 15-Tages-Intervalle in stationärer oder
ambulanter Behandlung

= AMB + STAT

Für die anstehenden Analysen werden folglich drei unabhängige Variablen verwendet:

AMB = 'Kontakthäufigkeit'

INT = 'Intensität ambulanter Behandlung'

ANT = 'Anteil ambulanter Behandlung an Gesamtbe-
handlung'

7.2 Abhängige Variablen und deren Operationalisierungen

Ein wesentliches Ziel extramuraler psychiatrischer Versorgung besteht darin, vor allem den chronisch psychisch Kranken vor den negativen Auswirkungen der Institutionalisierung zu bewahren. Um dieses Ziel zu erreichen, ist es notwendig

- stationäre Behandlung soweit wie möglich durch ambulante und komplementäre Maßnahmen zu ersetzen,

- da, wo eine stationäre Behandlung unumgänglich scheint, diese so kurz wie möglich zu halten

- und gleichzeitig die Verweildauer in der Gemeinde zu verlängern.

Nach diesen inhaltlichen Vorgaben ist es angebracht, die Wirksamkeit der ambulanten medizinischen Versorgung anhand der folgenden Kriterien zu bemessen:

STAT = *stationäre Behandlung; Gesamtdauer.* Hierzu wird für jeden Patienten die Gesamtzeit ermittelt, die er im Beobachtungszeitraum im psychiatrischen Krankenhaus verbringt (Summe der stationären Aufenthalte).

AIK = *Länge des Klinikaufenthaltes.* Für jeweils einen Klinikaufenthalt wird die Verweildauer im Krankenhaus ermittelt.

AIG = *Länge des Aufenthaltes in der Gemeinde.* Im einfachsten Fall handelt es sich um den Zeitraum zwischen der Entlassung aus einer stationären Behandlung bis zu einer Wiederaufnahme.

Da für jeden einzelnen der 148 Patienten die genauen Aufnahme- und Entlassungsdaten von Krankenhausbehandlungen über den gesamten Beobachtungszeitraum zur Verfügung stehen, lassen sich alle drei Kriterien alternativ zur Auszählung der 15-Tages-Intervalle auch in Tageseinheiten berechnen.

Zusätzlich zu den Kriterien stationärer Behandlungsbedürftigkeit sollen bei einigen Analysen zwei weitere Outcome-Kriterien Rückschlüsse auf die Ausprägung der psychopathologischen Symptomatik der Patienten erlauben.

Diesem Zweck dienen die PSE-Subscores

DAH = 'Wahn und halluzinatorische Syndrome'

BSO = 'Verhaltens- und Sprachauffälligkeiten'

Die PSE-Subscores entstehen auf dem Weg der Informationsverdichtung; sie stellen eine Zusammenfassung des PSE-Systems dar und sind nach Meinung der Autoren zur Messung einer Gesamtveränderung des klinischen Bildes geeignet (Wing et al., 1974, 1977). Dabei werden die 140 Items des PSE zu 38 Syndromen zusammengefaßt (vgl. Anlage 2), von denen wiederum 36 in vier Gruppen aufgeteilt werden. Die Gruppen DAH und BSO sind dem Psychosebereich zuzuordnen (vgl. Anlage 3), während die beiden restlichen Gruppen SNR und NSN spezifische und unspezifische neurotische Syndrome umfassen. Die beiden Psychose-Subscores haben einen theoretischen Wertebereich von 0 - 69 (DAH), bzw. 0 - 70 (BSO).

Mit der parallelen Bewertung der psychopathologischen Symptomatik soll einer der Haupteinwände gegen die Verwendung stationärer Behandlungsbedürftigkeit als Erfolgskriterium bei der Evaluation extramuraler Versorgung berücksichtigt werden (vgl. 3.3.1). Sie erlaubt die Kontrolle darüber, ob, und wenn ja, in welche Richtung mit der Verkürzung oder Verlängerung der stationären Behandlungsdauer auch eine Veränderung der psychopathologischen Symptomatik einhergeht.

Ein weiterer Einwand wird durch die Anlage der Studie entkräftet: Dadurch, daß alle Patienten über den gesamten Zeitraum von 18 Monaten beobachtet werden, ist sichergestellt, daß eine gesundheitliche Verschlechterung mangels Kontrolle und fehlender Wiederaufnahme nicht als 'Erfolg' verbucht wird.

Insgesamt kommen die folgenden Outcome-Kriterien zum Einsatz:

STAT   = 'Gesamtdauer stationärer Behandlung'

AIK   = 'Länge des Aufenthaltes in der Klinik'

AIG   = 'Länge des Aufenthaltes in der Gemeinde'

DAH   = PSE-Subscore 'Wahn und halluzinatorische Syndrome'

BSO   = PSE-Subscore 'Verhaltens- und Sprachauffälligkeiten'

7.3 Moderatorvariablen und deren Operationalisierungen

Wie bereits ausgeführt, erfolgt der Ausschluß konkurrierender Erklärungen für empirisch ermittelte Datenkonstellationen im Experiment in erster Linie durch die Zufallszuweisung auf die verschiedenen Untersuchungsbedingungen. Entfällt diese Zufallszuweisung, wie beispielsweise in einer Beobachtungsstudie, kann man ohne Kontrolle nicht ausschließen, daß die Beziehung zwischen den interessierenden

Variablen durch die Existenz dritter Variablen konfundiert wird, die bei den untersuchten Personen in unterschiedlicher Ausprägung vorhanden sind. Die Identifikation, bzw. Einbeziehung solcher Variablen, von denen man weiß oder annehmen darf, daß ihnen im Rahmen des untersuchten Gegenstandsbereiches eine bedeutsame Funktion zukommt, ist daher für Konzeption, Durchführung, Auswertung und Interpretation von Beobachtungsstudien von entscheidender Bedeutung.

In der vorliegenden Studie werden die Auswirkungen ambulanter medizinischer Versorgung auf die stationäre Behandlungsbedürftigkeit untersucht. Daher konzentriert sich die Suche nach Einflußfaktoren auf solche Variablen, die entweder einen unmittelbaren Einfluß auf die Inanspruchnahme ambulanter medizinischer Versorgungseinrichtungen und/oder auf die stationäre Behandlungsbedürftigkeit haben, oder als intervenierende Variablen die Beziehung zwischen beiden modifizieren.

Unglücklicherweise ist die Kenntnis bezüglich der Wirksamkeit derartiger Modellvariablen begrenzt. Dies liegt nicht an einem Mangel an Untersuchungen ; seit den 50er Jahren sind eine Vielzahl von Studien zu diesen Themen publiziert worden, beispielsweise zur Untersuchung von Einflußfaktoren auf die Inanspruchnahme extramuraler Versorgungseinrichtungen oder zur Prädiktion stationärer Wiederaufnahmen. Die Problematik läßt sich vielmehr, nach Nuehring et al. (1980), auf folgenden Nenner bringen: "For every positive finding linking a given independent variable with readmission, another study produced a negative finding" (ebda, S.248).

Die folgende Auswahl an Moderatorvariablen kann sich daher nicht ausschließlich auf abgesicherte Forschungsergebnisse stützen, sondern begründet sich gleichermaßen unter Plausibilitätsgesichtspunkten. Damit bleibt offen, ob es neben der hier getroffenen Auswahl noch andere, gleichfalls gut begründbare Lösungen gibt.

7.3.1 Behandlungsdauer ('Chronizität')

Als einer der verläßlichsten Prädiktoren für die stationäre Wiederaufnahme gilt der Sachverhalt, ob ein Patient bereits stationär vorbehandelt ist (Rosenblatt und Mayer, 1974; Anthony und Buell, 1973; Lorei und Gurel, 1972; Weinstein et al., 1973; Pokorny et al., 1983): Dauer und/oder Häufigkeit stationärer Vorbehandlungen korrelieren positiv mit dem Rehospitalisierungsrisiko.

Es ist unklar, ob sich in dieser Beziehung in erster Linie die zunehmende Chronifizierung im Sinne einer Verschlechterung des gesundheitlichen Zustandes eines Patienten niederschlägt, ob möglicherweise bei vorbehandelten Patienten die Aufnahmebereitschaft in stationären Einrichtungen steigt, oder ob die Einweisungsbereitschaft der zuweisenden Instanzen zunimmt.

In einem ganz pragmatischen Sinne können Häufigkeit und Dauer vergangener Krankenhausaufenthalte als Indikatoren für das individuelle Ausmaß an Behandlungsbedürftigkeit gelten. Die darin zum Ausdruck kommende Nachfrage nach professioneller Hilfe sollte sich danach aber nicht nur auf die stationäre Versorgung beschränken, sondern in gleicher Weise das Ausmaß ambulanter Versorgungsbedürftigkeit beeinflussen.

Operationalisiert wird die Chronizität der Erkrankung in dieser Studie über die Gesamtdauer stationärer Behandlung (in Monaten) vor Beginn der Untersuchung. Die Informationen hierzu wurden vom Patienten erfragt, wenn notwendig wurden Angehörige in die Befragung einbezogen. Wo es möglich war, erfolgte ein Abgleich der erhobenen Daten mit Informationen aus den Krankenakten.

ANZDAU = Gesamtdauer stationärer Vorbehandlung (in Monaten)

7.3.2 Symptomatik/Psychopathologie

Das Vorhandensein psychopathologischer Symptome scheint die Behandlungsbedürftigkeit in weit stärkerem Ausmaß zu beeinflussen als andere Faktoren (Angrist et al., 1961, 1968; Franklin et al., 1975; Kelley, 1964; Lorei, 1964; Barrett et al., 1972; Freeman und Simmons, 1963; Mezzich et al., 1984).

Die Beziehung ist offensichtlich: Ausgangspunkt für jegliche Nachfrage nach professioneller Hilfe ist die Selbst- oder Fremdwahrnehmung psychischer Auffälligkeiten. Das Ausmaß der Symptomatik bestimmt dabei sowohl die Häufigkeit und Intensität ambulanter nervenärztlicher Kontakte und dient gleichermaßen als Entscheidungskriterium bei stationären Aufnahmen.

Die psychopathologische Symptomatik der Patienten wird mit dem halbstandardisierten PSE (Wing et al., 1974) erfaßt. Wie schon bei den Outcome-Kriterien (vgl. 7.2) werden die beiden Subscores DAH und BSO (vgl. Anlagen 2 und 3), die den Psychosebereich abdecken, ausgewählt und in die Analyse einbezogen.

DAH = PSE-Subscore 'Wahn und halluzinatorische Syndrome'

BSO = PSE-Subscore 'Verhaltens- und Sprachauffälligkeiten'

7.3.3 Lebensverhältnisse

Es ist unmittelbar einsichtig, daß die Lebensverhältnisse eines Patienten für den vorliegenden Problembereich in mehrfacher Hinsicht von Bedeutung sind. So können die Wohnbedingungen von vornherein so arrangiert sein, daß beispielsweise durch die Unterbringung im Heim oder in einer therapeutischen Wohngemeinschaft das Rückfallrisiko und damit die Wahrscheinlichkeit einer stationären Wiederaufnahme vermindert wird (Vetter, 1985; Test und Stein, 1978c). Daneben ist die Familie, Art und Inhalt der Kommunikation und Toleranz gegenüber abweichendem Verhalten seit den richtungsweisenden Untersuchungen von Brown et al. (1959, 1962, 1972) in ihrer Bedeutsamkeit für Verlauf und Prognose schizophrener Erkrankungen in ein neues Licht gerückt worden.

Insgesamt ist davon auszugehen, daß die Lebensverhältnisse eines Patienten einen Einfluß auf die Ausgestaltung der ambulanten Versorgung und auf die Wahrscheinlichkeit der stationären Wiederaufnahme ausüben (Blumenthal et al., 1982). Die zur Verfügung stehenden Daten erlauben keine inhaltliche Qualifizierung der Lebensverhältnisse, wie sie zur Einbeziehung der aus der 'expressed emotion'-Forschung (Vaughn und Leff, 1976a,b) bekannten Einflußgrößen notwendig wären. Die Variable 'Lebensverhältnisse' liegt vielmehr für die folgende Analyse in drei Abstufungen vor:

- Patient lebt allein

- Patient lebt 'in Familie' (mit Ehepartner/ Kinder/ Eltern/ Verwandten/ Freunden/ in eheähnlicher Gemeinschaft)

- Patient lebt 'in beschützter Umgebung' (Heim/ therapeutische Wohngemeinschaft)

  LEBVER = Lebensverhältnisse des Patienten

7.4 Zusammenfassende Darstellung der Modellvariablen

Tabelle 13 gibt noch einmal alle Variablen (und deren mnemo-technische Schreibweise) wieder, die in den folgenden Analysen zum Einsatz kommen:

Tabelle 13 Modellvariablen

unabhängige Variable

Häufigkeit ambulanter Kontakte	AMB
Intensität ambulanter Behandlung	INT
Anteil ambulanter Behandlung an Gesamtbehandlung	ANT

abhängige Variable

Gesamtdauer stationärer Behandlung	STAT
Dauer eines Klinikaufenthaltes	AIK
Zeitraum zwischen Entlassung und Wiederaufnahme	AIG
Wahn und halluzinatorische Syndrome	DAH
Verhaltens- und Sprachauffälligkeiten	BSO

Moderatorvariable

'Chronizität' der Erkrankung	ANZDAU
Lebensverhältnisse	LEBVER
Wahn und halluzinatorische Syndrome	DAH
Verhaltens- und Sprachauffälligkeiten	BSO

8 Die empirische Prüfung der Wirksamkeit extramuraler Versorgung

8.1 Der Einfluß extramuraler ärztlicher Behandlung auf die Gesamtdauer stationärer Versorgung

Zunächst geht es um den generellen Nachweis der Wirksamkeit ambulanter ärztlicher Behandlung. Extramurale Versorgung soll dem Patienten ein Leben außerhalb des Krankenhauses ermöglichen, ihn in seinen vertrauten sozialen, familiären und sonstigen Beziehungen belassen. Intensivierte extramurale ärztliche Versorgung sollte sich demnach in einer verminderten stationären Behandlungsbedürftigkeit niederschlagen: Wer mehr Kontakte zu ärztlichen Nachsorgeeinrichtungen aufweist, verbringt insgesamt weniger Zeit im Krankenhaus.

Gleichzeitig muß sichergestellt sein, daß die veränderten Versorgungsbedingungen nicht zu Lasten der betroffenen Kranken ablaufen. So darf die Reduzierung stationärer Behandlung nicht mit einer Verschlechterung des psychischen Zustandes des Schizophrenen einhergehen.

8.1.1 Hypothesen

H_1: Je intensiver die extramurale ärztliche Versorgung eines Patienten, d.h.

- je mehr Nachsorgekontakte (absolute Häufigkeit),

- je mehr Nachsorgekontakte in einem bestimmten Zeitraum,

- je höher der Anteil ambulanter Versorgung an der gesamten psychiatrischen Versorgung,

umso kürzer ist in der Folge die Gesamtzeit, die er im psychiatrischen Krankenhaus verbringt.

H_2: Die intensivierte extramurale Versorgung bei verminderter Krankenhausbehandlung führt nicht zu einer Verschlechterung der psychopathologischen Symptomatik.

8.1.2 Auswertungsstrategie

Neben der Auswahl der relevanten Modellvariablen muß als nächstes über die notwendigen Analyseschritte entschieden werden. Entscheidend ist dabei, wie die Einflüsse der Moderatorvariablen ausgeschaltet werden.

Das Vorgehen und die darin enthaltene Logik lassen sich folgendermaßen beschreiben:

In der vorliegenden Untersuchung wird die Entscheidung für ein bestimmtes Ausmaß an ambulanter und/oder stationärer Behandlung nicht wie in experimentellen Studien durch Randomisierung getroffen, sondern ist von Eigenschaften des Patienten, seinem aktuellen psychopathologischen Zustand, seinen Lebensverhältnissen und der Chronifizierung der Krankheit abhängig. Nicht nur die Entscheidung für eine bestimmte Behandlung, sondern auch deren Wirkung wird in vorab unbekanntem und - je nach Ausprägung - von Patient zu Patient variierendem Ausmaß von Psychopathologie, Lebensverhältnissen und Chronifizierung der Krankheit beeinflußt.

Die Existenz dieser Zusammenhänge ist zwar im klinischen Alltag selbstverständlich, sie kann aber bei der Untersuchung der Wirksamkeit ambulanter Behandlung den interessierenden Effekt verzerren oder unauffindbar machen.

Grundlegend für die Datenanalyse sind die folgenden Annahmen:

- Zu jeder Konstellation der Variablen 'Chronizität', 'Lebensverhältnis' und 'Psychopathologie' gehört eine aus ärztlichen Gründen sinnvolle Ausgestaltung der Behandlung, die zumindest 'im Mittel' mit den Patienten durchgeführt wird.

- Systematische Abweichungen von dieser 'mittleren Ausgestaltung' der Behandlung in Richtung Erhöhung oder Verringerung einer ihrer Konstituenten (z.B. der ambulanten Behandlung), führen zu einer Verminderung oder Erhöhung der stationären Behandlungsbedürftigkeit und auch zur Veränderung der Psychopathologie.

Daraus ergibt sich, daß nicht der Zusammenhang zwischen beobachteter ambulanter Behandlung und der beobachteten stationären Behandlung untersucht werden soll, sondern der Zusammenhang zwischen 'Abweichung der tatsächlichen ambulanten Behandlung vom erwarteten mittleren Wert' und 'Abweichung der tatsächlichen stationären Behandlung vom erwarteten mittleren Wert'. Der Übergang von beobachteten Variablen zu Abweichungen der beobachteten Variablen von aufgrund von 'Chronizität', 'Lebensverhältnisse' und 'Psychopathologie' erwarteten mittleren Werten führt zu einer durchaus erwünschten fiktiven Angleichung der Patienten aneinander.

Praktisch wird dies folgendermaßen realisiert: Da alle beteiligten Variablen, mit Ausnahme von 'Lebensverhältnisse' intervallskaliert sind und da eine Theorie fehlt, die eine bestimmte funktionale Struktur der Zusammenhänge begründen würde, erfolgt das Ausschalten der genannten Einflüsse mithilfe linearer Regressionsmodelle[23]. Daher werden aus den empirisch beobachteten Werten der als unabhängige und abhängige Variablen deklarierten Größen die aufgrund der Moderatorvariablen erwarteten Werte nach folgendem Muster auspartialisiert:

$$\text{Residuum} = \text{Beobachtung} - \text{Erwartungswert}$$

$$= \text{Beobachtung} - E(\text{Variable})$$

$$= \text{Beobachtung} - (a + b*\text{ANZDAU} + c*\text{LEBVER} + d*\text{BSO} + e*\text{DAH})$$

Die resultierenden Residuen sind unter den üblichen Annahmen standardnormalverteilt und haben den Erwartungswert 0; sie sind frei von den genannten störenden Einflüssen und eignen sich daher besonders zum Studium der hier interessierenden Zusammenhänge. *Die im folgenden dargestellten Analysen zur Wirksamkeit extramuraler Versorgung basieren ausschließlich auf Residuen der abhängigen und unabhängigen Variablen.*

Um die für Kausalaussagen notwendige zeitliche Abfolge der Ereignisse zu gewährleisten (vgl. 3.5.1), wird schließlich der gesamte Beobachtungszeitraum von 18 Monaten in zwei Intervalle von 12 bzw. 6 Monaten aufgeteilt, sodaß sich das folgende Analyse-Modell ergibt (Abb.14).

Als unabhängige Variablen werden nur die Residuen der für die ersten 12 Monate berechneten Behandlungsindizes verwendet, die Outcome-Kriterien werden berechnet als Residuen der für die Monate 13 bis 18 ermittelten Werte.

8.1.3 Variablenauswahl

Es stehen die Informationen aus dem Inanspruchnahme-Raster zur Verfügung, sowie die zu vier Meßzeitpunkten in halbjährlichem Abstand ermittelten Interview-Daten. Basierend auf den generellen Operationalisierungsanweisungen (7.1-7.4) werden folgende Variablen berechnet oder ausgewählt (Abb.15):

---

[23] Die Einbeziehung der Variablen LEBVER erfolgt über die Bildung sog. 'Dummy-Variablen' (Gaensslen und Schubö, 1973).

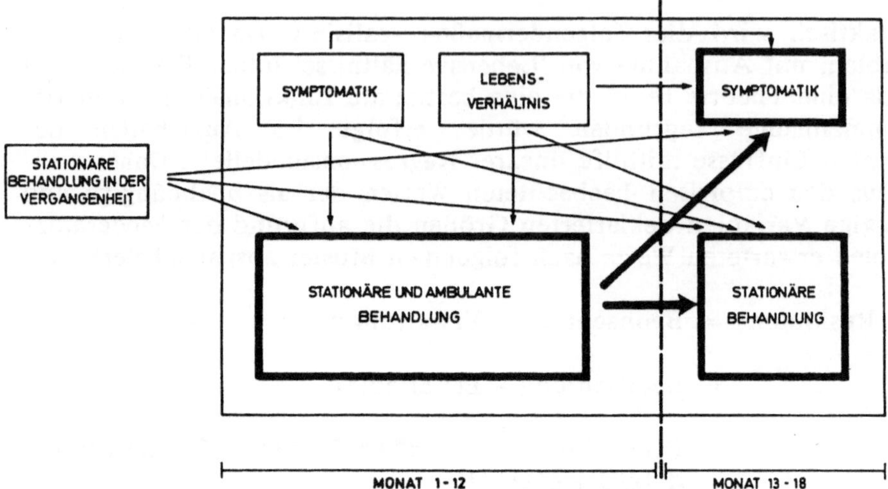

Abb.14. Analyse-Modell (Quelle: an der Heiden und Krumm, 1985)

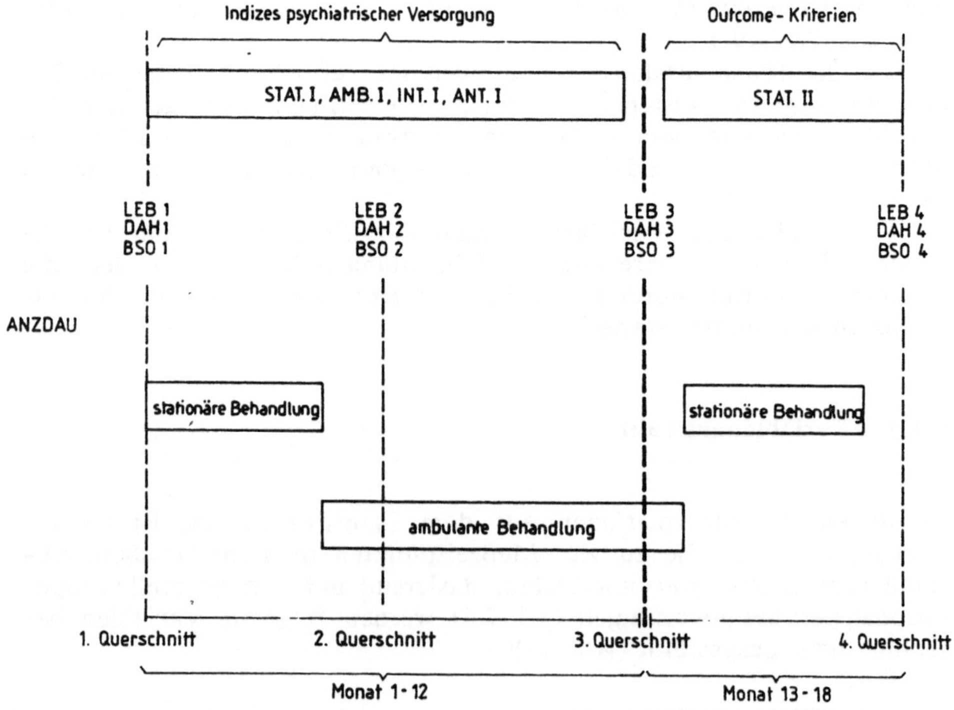

Abb.15. Variablenauswahl

Unabhängige Variablen:

STAT.I = Anzahl der 15-Tages-Intervalle in stationärer Behandlung während der ersten 12 Monate des Beobachtungszeitraumes

AMB.I = Anzahl der 15-Tages-Intervalle mit ambulanten medizinischen Kontakten während der ersten 12 Monate

INT.I = Anzahl der 15-Tages-Intervalle mit ambulanten medizinischen Kontakten, bezogen auf die außerstationäre Zeit in den ersten 12 Monaten

= AMB.I / (24 - STAT.I)

ANT.I = Anteil der 15-Tages-Intervalle mit ambulanten medizinischen Kontakten an der Gesamtzahl der 15-Tages-Intervalle mit ambulantem oder stationärem Kontakt während der ersten 12 Monate

= (AMB.I / (STAT.I + AMB.I)) * 100

Abhängige Variablen:

STAT.II = Anzahl der 15-Tages-Intervalle in stationärer Behandlung während der letzten sechs Monate des Beobachtungszeitraumes

DAH.II = Ausprägung der psychopathologischen Symptomatik 'Wahn und halluzinatorische Syndrome' zum Ende des Beobachtungszeitraumes

= DAH 4

BSO.II = Ausprägung der psychopathologischen Symptomatik 'Verhaltens- und Sprachauffälligkeiten' zum Ende des Beobachtungszeitraumes

= BSO 4

Moderatorvariablen:

ANZDAU=Gesamtdauer stationärer Behandlung vor Beginn der Untersuchung (in Monaten)

DAH.I = Ausprägung der psychopathologischen Symptomatik
'Wahn und halluzinatorische Syndrome während der
ersten 12 Monate

= DAH 1 + DAH 2 + DAH 3

BSO.I = Ausprägung der psychopathologischen Symptomatik
'Verhaltens- und Sprachauffälligkeiten' während der
ersten 12 Monate

= BSO 1 + BSO 2 + BSO 3

LEBVER= Lebensverhältnisse in der ersten 12 Monaten

= LEB 3

Da die Lebensverhältnisse der Patienten während der ersten 12
Monate sehr stabil waren - nur bei drei Patienten konnte eine Ver-
änderung verzeichnet werden - wurde der Status zum 3. Meßzeitpunkt
(LEB 3) stellvertretend in die Analyse einbezogen.

Im nächsten Schritt werden die aufgrund der Moderatoreinflüsse
resultierenden Erwartungswerte (s.o.) der unabhängigen und abhängigen Variablen errechnet:

$$E(STAT.I) = 0.006 * ANZDAU - 1.124 * DU10^{24} - 2.009 * DU11^{25}$$
$$- 0.055 * DAH + 0.164 * BSO + 6.839$$

$$E(AMB.I) = -0.026 * ANZDAU - 0.175 * BSO + 0.082 * DAH +$$
$$1.957 * DU11 + 1.172 * DU10 + 12.244$$

$$E(INT.I) = -0.030 * ANZDAU - 0.105 * BSO + 0.058 * DAH +$$
$$0.861 * DU11 + 0.680 * DU10 + 17.387$$

$$E(ANT.I) = -0.930 * BSO - 0.118 * ANZDAU + 11.468 * DU11 +$$
$$0.220 * DAH + 5.811 * DU10 - 63.860$$

$$E(STAT.II) = 0.028 * BSO - 0.584 * DU11 - 0.009 * DAH -$$
$$0.221 * DU10 + 1.530$$

$$E(DAH.II) = 0.174 * DAH + 0.071 * BSO - 0.583 * DU10 -$$
$$0.461 * DU11 + 0.570$$

---

[24] 'Dummy-Variable' für Zustand 'Patient lebt allein'

[25] 'Dummy-Variable' für Zustand 'Patient lebt in Familie'

$$E(BSO.II) \quad = \quad 0.188{*}BSO + 0.011{*}ANZDAU + 0.028{*}DAH - 0.487{*}DU10 + 0.535$$

Durch Subtraktion der Erwartungswerte von den empirisch beobachteten Werten entstehen die Residualwerte, auf denen die nun folgenden Ergebnisse basieren.

8.1.4 Ergebnisse: Extramurale Behandlung und stationäre Versorgung

Abb.16 gibt die (Pearson-) Korrelationskoeffizienten für den Zusammenhang zwischen den Indizes psychiatrischer Versorgung (Residuen) aus den ersten 12 Monaten der Beobachtung (AMB.I, ANT.I, INT.I) und den Outcome-Kriterien (Residuen), gemessen bzw. berechnet für die letzten sechs Monate (STAT.II, DAH.II, BSO.II) wieder[26]. Im Text werden, im Unterschied zu den folgenden Tabellen, zur Kennzeich-

n = 125

Monat 1-12 \ Monat 13-18	GESAMT-BEHANDLUNG	STATIONÄRE BEHANDLUNG	PSE : DAH	PSE : BSO
GESAMT-BEHANDLUNG	.70 •••	-.05	-.17 •	-.15 •
STATIONÄRE BEHANDLUNG	.23 ••	.38 •••	-.05	-.06
AMBULANTE KONTAKTE	.52 •••	-.32 •••	-.13 •	-.10 t
ANTEIL	.30 •••	-.35 •••	-.14 •	-.14 •
INTENSITÄT	.63 •••	-.24 ••	-.17 •	-.15 •

```
•••  ≤  001
 ••  ≤  .01
  •  ≤  .05
  t  ≤  .10
```

Abb.16. Matrix der Korrelationskoeffizienten zwischen den Behandlungsindices der Monate 1-12 und den Outcome-Kriterien der Monate 13-18 - nach Auspartialisierung konfundierender Einflüsse -

---

[26] Patienten mit einem 'missing-Wert' in einer der beteiligten Variablen wurden hier und in den folgenden Analysen von den Berechnungen ausgeschlossen.

nung der Indizes die in Kap. 8.1.3 vereinbarten Abkürzungen verwendet. Der Vollständigkeit halber wurde die Matrix ergänzt um die Indizes BEH.I und BEH.II, als Kennwerte für die Gesamtversorgung in beiden Intervallen (vgl. 7.1), sowie durch den Index STAT.I für die stationäre Versorgung im ersten Jahr.

Die Häufigkeit der Inanspruchnahme stationärer und ambulanter psychiatrischer Dienste im ersten Jahr der Beobachtung korreliert nicht mit der Gesamtdauer stationärer Behandlung[27] im letzten Halbjahr (BEH.I/STAT.II: r = -.05, p = n.s.).

Dagegen zeigt sich eine hochsignifikant positive Beziehung zwischen der jeweiligen Gesamtdauer stationärer Behandlung in den beiden Zeitintervallen (STAT.I/STAT.II: r = .38, p < .001): Wer in einem definierten Zeitraum überdurchschnittlich lange stationär versorgt wird, muß auch in der Folge mit längeren Krankenhausaufenthalten rechnen.

Zur Interpretation dieses Zusammenhanges bieten sich zwei Erklärungsmöglichkeiten an:

a. Einmal mehr drückt sich hier der auch in anderen Untersuchungen (z.B. Rosenblatt und Mayer, 1974; Anthony und Buell, 1973; Lorei und Gurel, 1972; Weinstein et al., 1973) gefundene Sachverhalt aus, daß Anzahl/Dauer stationärer Vorbehandlungen als beste Prädiktoren für folgende stationäre Versorgungsbedürftigkeit gelten.

b. Es läßt sich auf den ersten Blick aber auch nicht ausschließen, daß der Effekt durch die Anlage der Studie verursacht wird. Bei der vorgenommenen Zerlegung des Gesamt-Beobachtungszeitraumes in zwei Abschnitte à 12 und 6 Monate ist nicht auszuschließen, daß eine sehr lange stationäre Behandlung im ersten Abschnitt in den zweiten Abschnitt hineinreicht und somit nach vorliegendem Auswertungsdesign sowohl Ursache als auch Wirkung ist.

Die Höhe der Korrelation, aber auch die Kenntnis der durchschnittlichen Länge stationärer Aufenthalte der Kohorten-Patienten (vgl. 6.1) sprechen allerdings gegen die Verursachung des Zusammenhangs durch diesen Design-Effekt.

Alle Behandlungsindizes aus den ersten 12 Monaten korrelieren hochsignifikant mit dem Index der Gesamtversorgung im letzten Halbjahr (BEH.II). Diese durchgängig hohen positiven Korrelationen lassen sich am ehesten im Sinne einer Stabilität der Versorgung inter-

---

[27] korrekt müßte es lauten: Das Residuum der Häufigkeit der Inanspruchnahme .... korreliert nicht mit dem Residuum der Gesamtdauer stationärer Behandlung ....Zugunsten einer besseren Lesbarkeit des Textes wurde jedoch (auch bei den folgenden Analysen) auf eine formal korrekte Umschreibung verzichtet.

pretieren: Der Umfang der Versorgung wird beibehalten, auch beim Wechsel zwischen intra- und extramuralen Behandlungseinrichtungen.

Der Interpretation der Auswirkungen ambulanter medizinischer Versorgung auf die Gesamtdauer stationärer Behandlung liegt ein sehr konsistentes Muster der Beziehungen zugrunde: Die Erhöhung der Zahl ambulanter Kontakte verkürzt hochsignifikant die zukünftige stationäre Behandlung (AMB.I/STAT.II: $r = -.32$, $p < .001$). Dieselbe Beziehung gilt für die Vergrößerung des Anteils der ambulanten Behandlung an der gesamten Behandlung (ANT.I/STAT.II: $r = -.35$, $p < .001$). Ebenfalls verkürzend auf die stationäre Behandlung wirkt die Intensivierung der ambulanten Behandlung in der außerstationären Zeit (INT.I/STAT.II: $r = -.24$, $p < .01$).

8.1.5 Ergebnisse: Extramurale Behandlung und psychopathologische Symptomatik

Die Zusammenhänge zwischen den verschiedenen Versorgungsindizes des ersten Beobachtungsjahres und den PSE-Subscores, ermittelt zum Ende des Beobachtungszeitraumes, sind durchgängig negativ: Überdurchschnittliche Inanspruchnahme führt zu einer überdurchschnittlichen Reduktion in der Symptomatik, und zwar sowohl im Symptombereich 'Wahn und Halluzinationen' (DAH.II), als auch im Hinblick auf Störungen beobachtbarer Verhaltensweisen (BSO.II).

Bei genauer Inspektion der einzelnen Matrixzellen fällt allerdings auf, daß fünf von sechs Korrelationen, die die Auswirkungen ambulanter Behandlung ausdrücken, signifikant negative Werte ($p < .05$) aufweisen, bei den Zusammenhängen zwischen stationärer Behandlung und Symptomausprägung jedoch keine bedeutsamen Korrelationen resultieren.

Diese Ergebnisse lassen, bei Gültigkeit der Modellannahmen, folgende Interpretationen zu: Verschiedene, im statistischen Sinne isolierte Aspekte außerstationärer psychiatrischer Versorgung korrelieren signifikant negativ mit der um den Einfluß dritter Größen 'bereinigten' Symptomatik zu einem späteren Zeitpunkt. Die Merkmalsausprägung 'viele Kontakte mit ambulanten psychiatrischen Versorgungseinrichtungen im ersten Jahr der Beobachtung' geht einher mit einer geringen Symptomatik am Ende des 18-monatigen Beobachtungszeitraumes.

Diese Art der Beziehung bzw. Wirkung läßt sich für die stationäre Behandlung nicht nachweisen, d.h. die Dauer stationärer Behandlung ist keine für die Symptomreduktion wesentliche Größe.

8.1.6   Ergebnisse: Differentielle Effekte

8.1.6.1   Differentielle Effekte der 'Lebensverhältnisse' auf die Wirkung ambulanter ärztlicher Versorgung

Bei einer Bewertung der bisherigen Ergebnisse muß noch einmal daran erinnert werden, daß bei dem gewählten Vorgehen nur solche Einflußfaktoren berücksichtigt werden können, deren potentielle Wirkungen bei der Konzeption der Untersuchung bekannt sind. Dies schließt die Wirksamkeit von à priori unbekannten Größen / Moderatorvariablen nicht aus.

Um mögliche differentielle Effekte der Lebensverhältnisse der Patienten überprüfen zu können[28], wurde die Gesamtgruppe nach den Ausprägungen der Variablen LEBVER in folgende drei Untergruppen aufgeteilt (vgl. 7.3):

- Patient lebt alleine

- Patient lebt 'in Familie'

- Patient lebt in Heim/Wohngemeinschaft

Anschließend wurde die in 8.1.2 dargestellte Auswertung mit Auspartialisierung der Einflüsse von ANZDAU, DAH und BSO für jede der drei Gruppen getrennt durchgeführt (Abb.17).

Aufgrund der stark voneinander abweichenden Gruppengrößen ist ein direkter Vergleich der Signifikanzniveaus einzelner Korrelationskoeffizienten aus verschiedenen Matrizen unzulässig, da die Teststärke direkt von der Gruppengröße abhängig ist (Witte, 1980). Die konsistenten Muster innerhalb der Matrizen erlauben dennoch einige übergreifende Kommentierungen und Interpretationen.

Übereinstimmend zeigt sich in allen drei Gruppen die bereits in Abb.16 zu beobachtende negative Korrelation zwischen den Indizes ambulanter psychiatrischer Versorgung in den ersten 12 Monaten und dem Outcome-Kriterium der stationären Behandlungsbedürftigkeit. Dieser Zusammenhang scheint allerdings in der Gruppe der alleine lebenden Patienten am wenigsten deutlich, ist ausgeprägter bei den 'in Familie Lebenden' und am konsistentesten bei den Patienten, die in Heimen oder in Wohngemeinschaften untergebracht sind. Letzteres wird untermauert durch den Sachverhalt, daß trotz der geringsten Gruppengröße hier alle Koeffizienten mit 1%iger Irrtumswahrscheinlichkeit signifikant sind.

---

[28]   vgl. Blumenthal et al., 1982; Freeman und Simmons, 1963; Miller, 1967; Mannino und Shore, 1974; Cropley und Gazan, 1969; Johnson et al., 1971

LEBT ALLEIN (N = 32)

Monat 1-12 \ Monat 13-18	STATIONÄRE BEHANDLUNG	PSE. DAH	PSE: BSO
STATIONÄRE BEHANDLUNG	.47**	-.15 t	-.03
AMBULANTE KONTAKTE	-.31 *	.00	-.01
ANTEIL	-.32 *	.05	-.06
INTENSITÄT	-.12	-.04	-.02

LEBT IN FAMILIE (N = 68)

Monat 1-12 \ Monat 13-18	STATIONÄRE BEHANDLUNG	PSE: DAH	PSE: BSO
STATIONÄRE BEHANDLUNG	.42***	.02	-.06
AMBULANTE KONTAKTE	-.29**	-.14 t	-.08
ANTEIL	-.34***	-.17 *	-.12 t
INTENSITÄT	-.23 *	-.15 *	-.10

LEBT IN GESCHÜTZTER UMGEBUNG (HEIM, WG) (N = 25)

Monat 1-12 \ Monat 13-18	STATIONÄRE BEHANDLUNG	PSE: DAH	PSE: BSO
STATIONÄRE BEHANDLUNG	.16	-.08	-.08
AMBULANTE KONTAKTE	-.40**	-.35 *	-.27 *
ANTEIL	-.42**	-.38**	-.33 *
INTENSITÄT	-.42**	-.45**	-.40**

*** P ≤ .001   ** P ≤ .01   * P ≤ .05   t P ≤ .10

Abb. 17. Korrelations-Matrizen nach Auspartialisierung des Einflusses von Psychopathologie und vorausgegangener Behandlung - geschichtet nach 'Lebensverhältnis' - (Quelle: an der Heiden und Krumm, 1985)

Der Trend, der sich hier abzeichnet, hat offensichtlich auch Gültigkeit, wenn man die Auswirkung psychiatrischer Versorgung auf die psychopathologische Symptomatik untersucht: Während ein Zusammenhang zwischen den Indizes ambulanter Versorgung und der Symptomatik bei den alleine lebenden Schizophrenen praktisch nicht vorhanden ist, zeigt sich zumindest ansatzweise ein Effekt der Dauer stationärer Behandlung auf den Symptombereich 'Wahn und Halluzinationen' (Gruppe 1; STAT.I/DAH.II: $r = -.15$, $p < .1$).

Für die Patienten, die in 'natürlichen' sozialen Gruppen leben (Blutsverwandte, Partner), ist der Zusammenhang zwischen ambulanter

Behandlung und Psychopathologie schon erkennbar negativ. Bei den Schizophrenen, die in der beschützten Umgebung eines Heimes oder einer therapeutischen Wohngemeinschaft leben, ist die Beziehung hochsignifikant: Die Intensivierung extramuraler psychiatrischer Versorgung hat eine überzufällige Reduktion der Krankheitssymptome zur Konsequenz.

Zur Interpretation dieser Ergebnisse bieten sich folgende Überlegungen an:

Extramurale ärztliche Versorgung wirkt in erster Linie durch die während und in der Folge der Behandlung initiierten Maßnahmen, z.B. durch die regelmäßige Vergabe und Einnahme von Medikamenten. Auch wenn die Art der Beziehung zwischen Medikamenteneinnahme und Rückfallprävention nicht eindeutig geklärt ist[29], so scheint zumindest für chronisch schizophrene Patienten zu gelten, daß Compliance in Zusammenhang mit ambulanter Behandlung zu einer verminderten Notwendigkeit der stationären Wiederaufnahme führt (Serban und Thomas, 1974). Es ist nun zu vermuten, daß ein Patient, der in einer komplementären Einrichtung untergebracht ist, deshalb stärker von einer extramuralen ärztlichen Versorgungsmaßnahme profitiert als ein im Familienverbund versorgter Patient oder ein alleine lebender Patient, da das Ausmaß der Kontrolle über die regelmäßige Einnahme von Psychopharmaka im institutionellen Rahmen eines Heimes am besten gewährleistet ist, am schlechtesten aber bei demjenigen, der keine Kontrolle über ein soziales Umfeld erfährt. Entsprechend wird der alleine Lebende von einer stationären Behandlung in stärkerem Maße beeinflußt als von einer ambulanten Versorgungsmaßnahme (s.o.).

8.1.6.2 Differentielle Effekte der 'Dauer stationärer Vorbehandlung' auf die Wirkung ambulanter ärztlicher Versorgung

Ähnliche Fragen zur differentiellen Wirksamkeit psychiatrischer Versorgung betreffen den Zusammenhang mit der bisherigen Erkrankungsdauer. Dieser Aspekt ist schon deshalb von besonderem Interesse, da ein wesentliches Motiv zum Ausbau extramuraler Versorgungsstrukturen auf der Vorstellung basierte, den chronisch psychisch Kranken 'in die Gemeinde' zu reintegrieren und ihm damit ein Schicksal zu ersparen, das in der Vergangenheit oft genug mit einem Leben im Krankenhaus gleichzusetzen war. Ein herausragendes Ziel ist

---

[29] vgl. hierzu Schooler et al., 1980; Hogarty et al., 1973, 1974a,b; Anthony et al., 1972; Engelhardt und Rosen, 1976; Franklin et al., 1975; Affleck et al., 1976; McEvoy et al., 1984; Hirsch et al., 1973; Leff und Wing, 1973; Leff, 1981; Leff et al., 1983

somit die Verhinderung jahre- oder jahrzehntelanger Aufenthalte in psychiatrischen Krankenhäusern.

Um dieser Frage nachzugehen, werden die Patienten der Kohorte in Abhängigkeit von der Gesamtdauer der vor Aufnahme in die Untersuchung in stationärer Behandlung verbrachten Zeit in folgende Gruppen aufgeteilt:

- bis einschließlich drei Monate stationär vorbehandelt

- mehr als drei bis maximal 12 Monate stationäre Vorbehandlung

- Gesamtdauer stationärer Vorbehandlung länger als 12 Monate

Unter Beibehaltung der dargestellten Auswertungsstrategie ergibt die Analyse die folgenden Ergebnisse (Abb.18).

Der Vergleich der Korrelationsmatrizen zwischen den Gruppen wird in diesem Fall durch den Sachverhalt erleichtert, daß die Gruppengrößen jeweils nahezu identisch sind.

Bei Inspektion der drei Matrizen fällt auf, daß die Maße über den Zusammenhang zwischen ambulanter Versorgung und der abhängigen Variablen 'Gesamtdauer stationärer Behandlung' für Patienten mit mehr als einjähriger stationärer Vorbehandlung die höchsten Werte aufweisen. Die Beziehung ist statistisch hochsignifikant. Für die Patienten mit einer stationären Versorgung von mehr als drei und bis zu 12 Monaten ist die Beziehung ebenfalls signifikant negativ, aber bereits sichtbar niedriger. Bei Patienten mit maximal drei Monaten stationärer Vorbehandlung schließlich ist die Korrelation statistisch nicht mehr abzusichern.

Eine auf den ersten Blick vergleichbare Beziehung findet sich auch in der Untersuchung von Kirk (1976; siehe 3.6; vgl. auch Anlage 1): Bei Kontrolle der Chronizität der Erkrankung (u.a. Anzahl und Dauer stationärer Vorbehandlungen) hatten chronische Patienten mit 11 und mehr Nachsorgekontakten ein geringeres Risiko wiederaufgenommen zu werden als Patienten mit bis zu 10 Kontakten. Bei Patienten mit einem geringen 'Chronizitätsindex' ließ sich dieser Zusammenhang dagegen nicht nachweisen.

Während sich bei Kirk jedoch die Beziehung zwischen Nachsorge und Wiederaufnahme gänzlich umkehrte, wenn man statt der absoluten Kontakthäufigkeit das relative Maß 'Kontaktzahl pro Zeiteinheit' in die Analyse einbezog (vgl. 3.2.2 und 3.6) - mit zunehmender Kontaktrate stieg die Wiederaufnahmewahrscheinlichkeit - unterscheiden sich in der vorliegenden Untersuchung die Zusammenhänge zwischen den verschiedenen Indizes ambulanter ärztlicher Versorgung und dem Outcome-Kriterium der stationären Behandlungsbedürftigkeit innerhalb der drei Gruppen nicht substantiell.

Eine mögliche Erklärung für die differentielle Wirksamkeit ambulanter Versorgung deutet sich an, wenn man zusätzlich berücksichtigt, daß in der Gesamtgruppe ein signifikanter Zusammenhang zwi-

STATIONARE VORBEHANDLUNG ≦ 3 MONATE (N = 43)

Monat 1-12 \ Monat 13-18	STATIONARE BEHANDLUNG	PSE : DAH	PSE · BSO
STATIONARE BEHANDLUNG	-.27*	-.02	.06
AMBULANTE KONTAKTE	-.13	-.02	-.25*
ANTEIL	-.12	-.08	-.31**
INTENSITAT	-.12	.00	-.22*

STATIONARE VORBEHANDLUNG > 3 BIS 12 MONATE (N = 39)

Monat 1-12 \ Monat 13-18	STATIONÄRE BEHANDLUNG	PSE : DAH	PSE : BSO
STATIONARE BEHANDLUNG	.24*	-.32**	-.17 t
AMBULANTE KONTAKTE	-.39**	.09	.19 t
ANTEIL	-.46***	.10	.07
INTENSITAT	-.24*	-.19 t	.06

STATIONARE VORBEHANDLUNG > 12 MONATE (N = 43)

Monat 1-12 \ Monat 13-18	STATIONARE BEHANDLUNG	PSE : DAH	PSE : BSO
STATIONARE BEHANDLUNG	.45***	.21*	-.01
AMBULANTE KONTAKTE	-.49***	-.45***	-.29**
ANTEIL	-.47***	-.41***	-.25*
INTENSITAT	-.45***	-.38**	-.36**

*** P ≦ 001   ** P ≦ 01   * P ≦ 05   t P ≦ .10

Abb.18. Korrelations-Matrizen nach Auspartialisierung des Einflusses von Psychopathologie und Lebensverhältnis - geschichtet nach 'Vorbehandlung' - (Quelle: an der Heiden und Krumm, 1985)

schen der Anzahl stationärer Vorbehandlungen und der Häufigkeit 'unversorgter' Intervalle im Beobachtungszeitraum besteht: Patienten mit wenigen Vorbehandlungen sind über längere Zeiträume hinweg unversorgt, nehmen ambulante nervenärztliche Betreuung weniger regelmäßig in Anspruch (Chi^2 = 24.5, d.f.=4, p < .001). Gerade die Kontinuität ambulanter Versorgung, in Form von regelmäßigen Kontakten in überschaubaren Zeiträumen scheint jedoch eine der wesentlichen Wirkgrößen zu sein[30]. Erst wenn diese Bedingung erfüllt ist, wie in der Gruppe der chronisch Kranken, wirkt sich extramurale Versorgung auch direkt auf die Wahrscheinlichkeit stationärer Behandlungsbedürftigkeit aus.

Eine ähnliche Beziehung gilt möglicherweise für die Auswirkungen
ambulanter Maßnahmen auf die Reduzierung psychopathologischer
Symptome: Bei chronischen Patienten mit mehr als einjähriger stationärer Vorbehandlung geht mit der Zunahme ambulanter ärztlicher
Versorgung eine hochsignifikante Verminderung der Symptomatik einher. Bei Patienten mit kürzerer vorausgegangener Krankenhausbehandlung fehlt diese Art der Beziehung.

Eine Ausnahme von dieser scheinbaren Regel ist in der Gruppe der
Schizophrenen mit kurzer Krankenhauserfahrung zu beobachten: In
dieser Gruppe bewirkt eine Intensivierung ambulanter Maßnahmen
eine signifikante Verminderung beobachtbarer Verhaltens- und
Sprachauffälligkeiten (PSE-Subscore BSO), nicht jedoch im Bereich
von Wahn und halluzinatorischen Syndromen. Dieses Detailergebnis bedarf noch genauerer Untersuchungen.

8.2 Der Einfluß extramuraler ärztlicher Behandlung auf 'Länge des Aufenthaltes in der Gemeinde' und 'Länge des Klinikaufenthaltes'

Nach den bisherigen Auswertungen kann festgehalten werden, daß in
Abhängigkeit vom Ausmaß extramuraler psychiatrischer Versorgung
die stationäre Behandlungsbedürftigkeit abnimmt. 'Stationäre Behandlungsbedürftigkeit' wurde dabei operationalisiert über die Gesamtzeit,
die ein Patient im Krankenhaus verbringt.

Allerdings läßt sich bei dem gewählten datenanalytischen Vorgehen
nicht feststellen, ob die Wirkung am 'Klinikaufenthalt' oder am 'Aufenthalt in der Gemeinde' ansetzt. So ist es denkbar, daß durch die
extramurale psychiatrische Versorgung eine Verkürzung der Verweildauer im Krankenhaus bewirkt wird. Andererseits kann die Folge
extramuraler Versorgung auch in einer Verlängerung des Aufenthaltes in der Gemeinde bestehen, d.h. der Zeitpunkt bis zum Eintreten
des kritischen Ereignisses 'stationäre Wiederaufnahme' wird hinausgezögert.

Beide Sachverhalte hängen nicht unbedingt miteinander zusammen,
sie sind auch in sehr unterschiedlichem Ausmaß externen Einflüssen
unterworfen, die neben den postulierten Moderatorwirkungen zusätzlich zu vermuten sind und von denen einige, wie bereits ausgeführt

---

[30] vgl. hierzu auch Joseph et al., 1981; Bass und Windle, 1973, 1979; Tessler und Mason,
1979; Wolkon, 1970; Bachrach, 1981; Riedell, 1980

(vgl. 3.3.1), einen wesentlichen Teil der Kritik am Outcome-Kriterium 'stationäre Behandlungsbedürftigkeit' ausmachen:

So mögen beispielsweise individuelle Vorstellungen zur 'optimalen' Behandlungsdauer die Länge eines Krankenhausaufenthaltes beeinflussen (Erickson und Paige, 1973), jedoch kaum die Entscheidung zur stationären Aufnahme. Auch war in den letzten Jahrzehnten generell eine drastische Verkürzung der durchschnittlichen Verweildauer zu beobachten, ohne daß zwangsläufig parallel dazu der Auf- und Ausbau flankierender Maßnahmen extramuraler Versorgung zu beobachten war (Bassuk und Gerson, 1978).

Umgekehrt kann ein Patient außerhalb des Krankenhauses leichter und unkontrolliert durch die Maschen des Versorgungsnetzes fallen (vgl. auch 7.2) und bei einem Untersuchungsdesign mit fehlenden Kontrollmöglichkeiten als 'Erfolg' verbucht werden.

8.2.1 Hypothesen

H_3: Mit steigendem Ausmaß extramuraler ärztlicher Versorgung verzögert sich das kritische Ereignis 'stationäre Wiederaufnahme', d.h. die *Länge des Aufenthaltes in der Gemeinde* nimmt zu.

Alle wesentlichen Moderatorvariablen, die außerhalb des Krankenhauses modifizierend auf diese Beziehung einwirken, sind im Auswertungsmodell enthalten.

H_4: Das Ausmaß extramuraler ärztlicher Versorgung hat keinen Einfluß auf die *Dauer stationärer Behandlung*.

Anderenfalls müßte man annehmen, daß extramural intensiv versorgte Patienten weniger krank zur stationären Aufnahme gelangen, oder daß die Antizipation einer intensiveren Nachsorge zu einer vorzeitigen Entlassung führt. Letzteres ist im vorliegenden Design nicht zu überprüfen, da hierbei die zu messende unabhängige Variable zeitlich auf die abhängige Variable folgt.

8.2.2 Auswertungsstrategie

Zur Beantwortung der vorliegenden Fragestellungen, es handelt sich um die Untersuchung der 'Länge des Aufenthaltes in der Gemeinde'. bzw. 'Länge des Klinikaufenthaltes', eignet sich die sog. Survival-Analyse (Kalbfleisch und Prentice, 1980; Diekmann und Mitter, 1984). Survival-Analyse steht dabei als Oberbegriff für eine Reihe verschiedener Verfahren, deren gemeinsames Ziel die Analyse von Zeitintervallen bis zum Auftreten eines 'kritischen Ereignisses' ist. Die wesentlichen Grundannahmen und Merkmale dieses methodischen Vorgehens lassen sich in Anlehnung an Diekmann und Mitter (1984) folgendermaßen zusammenfassen:

Bei Anwendung der Survival-Analyse wird davon ausgegangen, daß der Zeitpunkt des Auftretens kritischer Ereignisse, wie beispielsweise Wiederaufnahmen in ein psychiatrisches Krankenhaus[31], nicht mit Sicherheit vorhersagbar ist. Vielmehr gibt es eine mehr oder weniger große Wahrscheinlichkeit dafür, daß dieses Ereignis innerhalb eines bestimmten Zeitintervalls stattfindet. Die Zeitspanne bis zum Eintreten des Ereignisses 'stationäre Wiederaufnahme' kann daher als Zufallsvariable betrachtet werden, deren Verteilung darüber Auskunft gibt, mit welcher Wahrscheinlichkeit das Ereignis auftritt. Umgekehrt läßt sich aus dieser Verteilung auch beantworten, mit welcher Wahrscheinlichkeit das kritische Ereignis bis zu einem definierten Zeitpunkt nicht eintritt ('Überlebensfunktion').

Im Rahmen der vorliegenden Fragestellung wird postuliert, daß diese Wahrscheinlichkeit in Abhängigkeit von bestimmten Charakteristika der untersuchten Patienten variiert, vorrangig vom Ausmaß ambulanter medizinischer Versorgung.

Allerdings ist auch hier davon auszugehen, daß die stationäre Wiederaufnahme nicht ausschließlich eine Funktion ambulanter Versorgung ist, daß vielmehr aus den dargestellten Gründen (vgl. 7) dieser Zusammenhang durch die Einflüsse dritter Variablen verändert wird. Dem Modell entsprechend wird folglich postuliert, daß sowohl Symptomatik, Lebensverhältnisse und Behandlungsdauer vor Studienbeginn ('Chronizität') die Ausgestaltung und den Erfolg der Behandlung beeinflussen. Da man weiterhin davon ausgehen muß, daß die Patienten der Kohorte sich nach Art und Ausprägung dieser Merkmale unterscheiden, müssen diese Einflüsse in einem ersten Auswertungsschritt eliminiert werden.

8.2.3 Extramurale ärztliche Versorgung und 'Aufenthaltsdauer in der Gemeinde'

Im Mittelpunkt der Analyse steht die Variable 'Länge des Aufenthaltes in der Gemeinde'. Ein solcher Aufenthalt wird begrenzt durch folgende Ereignisse:

---

[31] Die folgende Argumentation gilt analog für das kritische Ereignis 'Entlassung aus stationärer Behandlung'.

1.   Entlassung aus stationärer Behandlung im Beobachtungszeitraum.

2.   Aufnahme zu einer (auf 1.) folgenden stationären Behandlung bzw. Ende des Beobachtungszeitraumes.

Die zeitliche Differenz dieser beiden Ereignisse ist die 'Länge des Aufenthaltes in der Gemeinde (AIG)', die in der ersten der folgenden Analysen die abhängige Variable bildet (Abb.19):

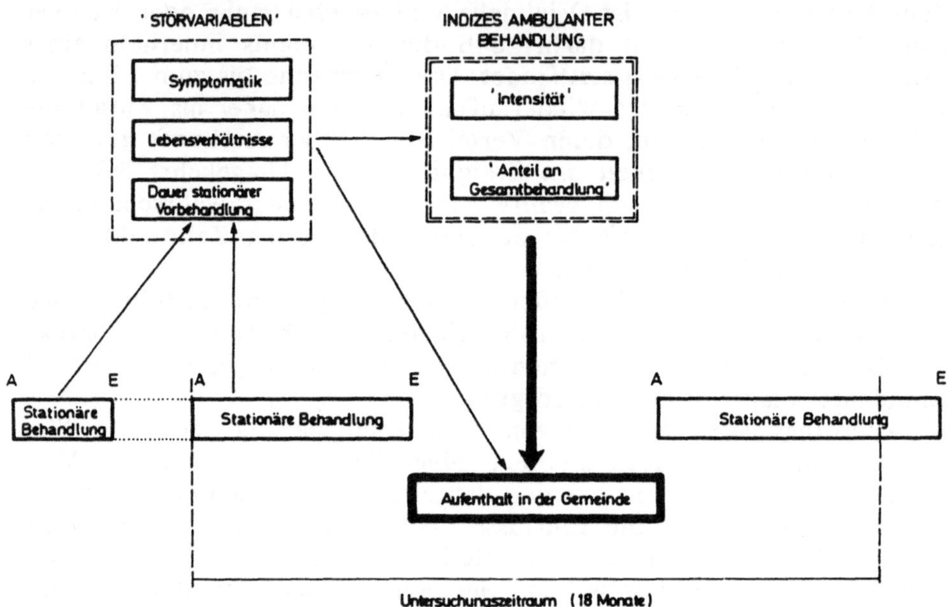

Abb.19. Modelldarstellung zur Analyse der Variablen 'Länge des Aufenthaltes in der Gemeinde'

Wie bereits in 6.1 dargestellt, haben von 148 Patienten der Kohorte (mit vollständigem Beobachtungszeitraum) 44 einen weiteren stationären Aufenthalt, der zumindest bei einigen vor dem Ende des 18-Monate-Intervall abschließt. Darüber hinaus gibt es noch 46 Patienten, für die drei bis maximal sieben Krankenhausaufenthalte zu verzeichnen sind (vgl. Abb.8).

Die Gesamtzahl der Beobachtungen der abhängigen Variablen AIG setzt sich somit zusammen aus:

a.   Zeitintervall zwischen Entlassung aus der 1. stationären Behandlung im Beobachtungszeitraum und Aufnahme zur 2. stationären Behandlung, bzw. Ende des Beobachtungszeitraumes (= 1. Aufenthalt in der Gemeinde), sofern die 1. stationäre Behandlung innerhalb von 18 Monaten nach Untersuchungsbeginn abgeschlossen wird.

b.   Zeitintervall zwischen der Entlassung aus der 2. stationären Behandlung und Aufnahme zur 3. stationären Behandlung, bzw. Ende des Beobachtungszeitraumes (= 2. Aufenthalt in der Gemeinde), sofern die 2. stationäre Behandlung vor dem Ende des 18-Monate-Intervalls abgeschlossen wird.

c.   .... (= 3. Aufenthalt in der Gemeinde)

d.   .... (= 4. Aufenthalt in der Gemeinde)

e.   .... (= 5. Aufenthalt in der Gemeinde)

f.   .... (= 6. Aufenthalt in der Gemeinde)

g.   Zeitspanne zwischen Entlassung aus der 7. stationären Behandlung und Ende des Beobachtungszeitraumes (= 7. Aufenthalt in der Gemeinde), sofern die 7. stationäre Behandlung vor dem Ende des 18-Monate-Intervalls abgeschlossen wird.

Um die Datenbasis zu erweitern, werden in die Analyse alle abhängigen Variablen AIG der unter a. und b. genannten Art einbezogen, d.h. alle 1. und 2. Aufenthalte in der Gemeinde. Die 3. bis 7. AIG's werden aufgrund der geringen Anzahl nicht berücksichtigt.

Die Zusammenfassung 1. und 2. Aufenthalte in der Gemeinde erscheint mit folgender Begründung berechtigt:

1.   Mögliche Einflüsse, die sich daraus ergeben, daß Aufenthalten unterschiedlicher Ordnung eine unterschiedliche Erkrankungsdauer ('Chronizität') vorangeht, werden im Rahmen des Modells berücksichtigt.

2.   Darüber hinaus gibt es, soweit aus der Literatur bekannt, keine weiteren Einflüsse, die eine getrennte Behandlung 1. und 2. Aufenthalte in der Gemeinde in bezug auf Dauer und Abhängigkeit von Kovariaten notwendig machen. Vor allem ist dabei zu berücksichtigen, daß beispielsweise ein im Untersuchungsrahmen als 1. AIG bezeichnetes Ereignis nicht identisch ist mit dem 1. AIG im Verlauf der tatsächlichen 'Institutionenkarriere' eines Patienten. Das Beobachtungsintervall stellt vielmehr einen willkürlich gewählten Ausschnitt aus dem Krankheitsverlauf eines Patienten dar.

3.   Schließlich wurden in einer ersten Phase die im folgenden dargestellten Auswertungsschritte jeweils getrennt für die 1. und 2. Aufenthalte in der Gemeinde durchgeführt. Ein Vergleich der Ergebnisse erbrachte keine Unterschiede.

8.2.3.1 Variablenauswahl

Aufgrund der empirischen Inanspruchnahme-Daten werden für jeden
1. und 2. Aufenthalt in der Gemeinde die folgenden beiden Indizes
ambulanter Versorgung berechnet, die im weiteren Verlauf als *unabhängige Variablen* Verwendung finden. Dies soll am folgenden Beispiel schematisch verdeutlicht werden (Abb.20):

INT   = Anzahl der Kontakte zu einem ambulanten ärztlichen
Dienst, bezogen auf die zu analysierende Zeitspanne
außerhalb des Krankenhauses

        = (Anzahl der 15-Tages-Intervalle mit ambulantem
Kontakt) / (Aufenthalt in der Gemeinde zwischen 1.
und 2. stationärer Behandlung bzw. bis zum Ende des
Beobachtungszeitraumes, gemessen in 15-Tages-
Intervallen)

ANT   = Anteil der ambulanten ärztlichen Versorgung an der
gesamten psychiatrischen Versorgung

        = (Anzahl der 15-Tages-Intervalle mit ambulantem
Kontakt) / (Anzahl der 15-Tages-Intervalle mit
ambulantem oder stationärem Kontakt

Die *abhängige Variable* berechnet sich folgendermaßen:

AIG   = Länge des Aufenthaltes in der Gemeinde

        = (Aufnahmedatum zur 2. stationären Behandlung bzw.
Ende des Beobachtungszeitraumes - Entlassungsdatum
der 1. stationären Behandlung)

Die Operationalisierung der Variablen zur Analyse des
2. Aufenthaltes in der Gemeinde erfolgt analog. Zur Berechnung von
ANT wird dabei der gesamte Zeitraum zwischen Beginn des Beobach-
tungsintervalls und Ende des 2. AIG zugrundegelegt.

AIG's, die über das Ende des Beobachtungszeitraumes andauern,
werden bis zum letzten beobachteten Zeitpunkt verrechnet (vgl. auch
8.2.5.1 'zensierte Daten').

Sowohl aus den beobachteten Ausprägungen der abhängigen Variablen, wie auch aus den Ausprägungen der unabhängigen Variablen
werden im nächsten Schritt die Anteile herauspartialisiert, die auf die
vorab spezifizierten Moderatorvariablen zurückzuführen sind (vgl. 7.3).

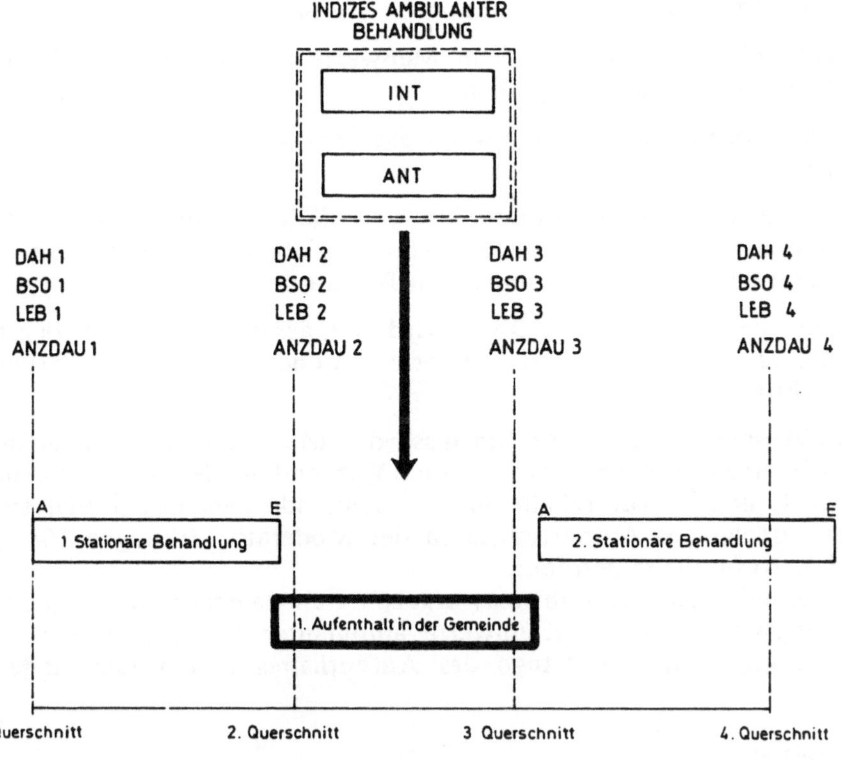

Abb.20. Analyse 'Länge des Aufenthaltes in der Gemeinde' - Variablenauswahl -

Wie mehrfach ausgeführt, werden diese Variablen (mit Ausnahme von ANZDAU) zu vier fixen, durch das Untersuchungsdesign vorab festgelegten Zeitpunkten erhoben (vgl. Abb.20).

Für jedes Ereignis muß nun entschieden werden, welcher der Meßzeitpunkte die relevanten Daten liefert, deren Einflüsse eliminiert werden sollen.

Für die Auswahl gelten die folgenden Vorgaben:

1. *Moderatorwirkungen auf unabhängige Variablen*

Es können nur solche moderierenden Effekte wirksam werden, die zeitlich vor den zu erwartenden Konsequenzen liegen. Da die Werte für INT und ANT sich auf den gesamten Zeitraum ab Studienbeginn beziehen, werden nur diejenigen Werte der Moderatorvariablen berücksichtigt, die zum 1. Meßzeitpunkt (Aufnahme 'Kennaufenthalt') erhoben wurden.

2. *Moderatorwirkungen auf abhängige Variable*

Ausgewählt werden diejenigen Meßwerte der Moderatorvariablen, die folgende Bedingungen erfüllen:

- Sie müssen zeitlich vor Beginn des jeweils analysierten AIG liegen;

- liegen mehrere Meßzeitpunkte vor diesem Datum, so werden diejenigen Meßwerte der Moderatorvariablen ausgewählt mit der kürzesten zeitlichen Distanz zum Beginn des AIG;

- für die Variable ANZDAU wird die gesamte, bis zum Beginn des jeweiligen AIG aufkumulierte stationäre Behandlung berücksichtigt.

Das Auspartialisieren der Einflüsse der Moderatorvariablen erfolgt mit Hilfe linearer Regressionsmodelle. Während in der Survival-Analyse die 1. und 2. Aufenthalte in der Gemeinde gemeinsam analysiert werden, erfolgt das Auspartialisieren der Moderatorwirkungen für die 1. und 2. Aufenthalte getrennt.

In formalisierter Schreibweise ergeben sich demnach die folgenden Erwartungswerte für die Kennwerte ambulanter Versorgung und für die abhängige Variable 'Länge des Aufenthaltes in der Gemeinde / AIG':

1. Aufenthalt

$$E(ANT) = 0.521 - 0.006*BSO - 0.005*DAH + 0.008*LEB + 0.000*ANZDAU$$

$$E(INT) = 1.221 - 0.015*BSO - 0.000*DAH - 0.055*LEB + 0.002*ANZDAU$$

$$E(AIG) = 314.462 + 3.414*BSO - 1.215*DAH - 11.918*LEB - 0.309*ANZDAU$$

2. Aufenthalt

$$E(ANT) = 1.309 + 0.004*BSO - 0.011*DAH - 0.061*LEB - 0.003*ANZDAU$$

$$E(INT) = 1.469 - 0.005*BSO - 0.013*DAH - 0.064*LEB - 0.002*ANZDAU$$

$$E(AIG) = -45.504 + 4.507*BSO - 0.332*DAH + 9.257*LEB - 0.538*ANZDAU$$

Durch Substraktion dieser Erwartungswerte von den empirisch ermittelten Werten resultieren die Residualwerte, die in die folgende Analyse einbezogen werden.

8.2.4 Extramurale ärztliche Versorgung und 'Länge des Klinikaufenthaltes'

Grundsätzlich entspricht die Logik des Vorgehens dem unter 8.2.3 dargestellten Paradigma zur Analyse der Variablen 'Länge des Aufenthaltes in der Gemeinde'. Die folgenden Ausführungen beschränken sich daher auf die notwendigsten Informationen.

Ein Klinikaufenthalt wird begrenzt durch zwei Ereignisse:

1.　Aufnahme zur stationären Behandlung im Beobachtungszeitraum;

2.　Entlassung aus der (unter 1. genannten) stationären Behandlung.

Die zeitliche Differenz dieser beiden Ereignisse ist die 'Länge des Klinikaufenthaltes (AIK)' und somit die interessierende abhängige Variable (Abb.21).

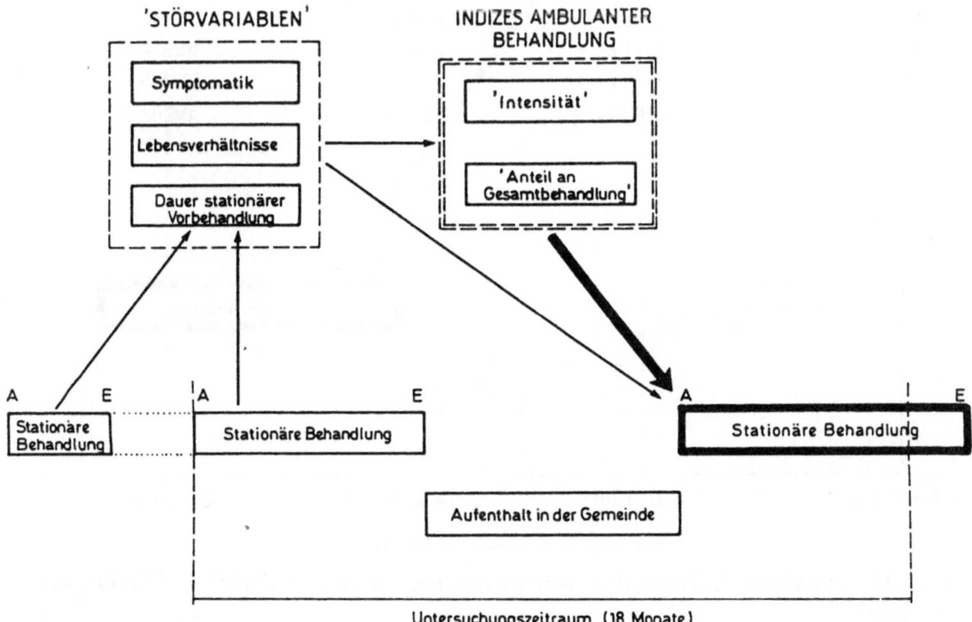

Abb.21. Modelldarstellung zur Analyse der Variablen 'Länge des Aufenthaltes in der Klinik'

Alle 148 Patienten haben definitionsgemäß zu Beginn des Beobachtungszeitraumes eine stationäre Behandlung ('Kennaufenthalt'). Da allerdings für die Zeit vor diesem Kennaufenthalt keinerlei Information zu Art und Ausmaß extramuraler Versorgung zur Verfügung steht (vgl. 5.1; Abb.5), sind diese Klinikaufenthalte zur Analyse der interessierenden Zusammenhänge ungeeignet.

80 Patienten haben mindestens einen weiteren stationären Aufenthalt im Beobachtungszeitraum, wobei das Maximum bei sieben Aufnahmen in 18 Monaten liegt (vgl. 6.1; Abb.8). Jede Krankenhausbehandlung, die nach dem Kennaufenthalt innerhalb des Beobachtungszeitraumes erfolgt, ist potentiell zur Analyse geeignet.

Um die Datenbasis zu erweitern, werden alle 2. und 3. stationären Aufenthalte in die Analyse einbezogen[32].

Die Variablenauswahl folgt nachstehenden Regeln (vgl. Abb.22):

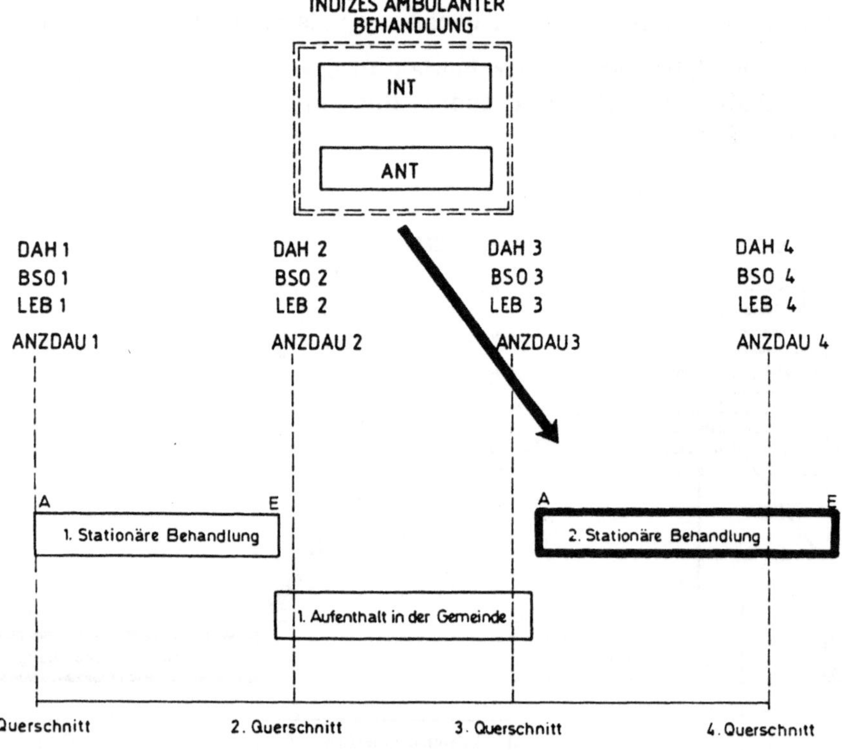

Abb.22. Analyse 'Länge des Aufenthaltes in der Klinik' - Variablenauswahl -

---

[32] zur Begründung vgl. 8.2.3

Unabhängige Variablen

INT   = Anzahl der Kontakte zu einem ambulanten ärztlichen Dienst, bezogen auf die Zeitspanne außerhalb des Krankenhauses

         = (Anzahl der 15-Tages-Intervalle mit ambulantem Kontakt vor Aufnahme zur 2. (3.) stationären Behandlung) / (Aufenthaltsdauer der 2. (3.) stationären Behandlung, gemessen in 15-Tages-Intervallen)

ANT   = Anteil der ambulanten ärztlichen Behandlung an der gesamten psychiatrischen Versorgung

         = (Anzahl der 15-Tages-Intervalle mit ambulantem ärztlichem Kontakt vor Aufnahme zur 2. (3.) stationären Behandlung) / (Anzahl der 15-Tages-Intervalle mit ambulantem oder stationärem Kontakt vor Aufnahme zur 2. (3.) stationären Behandlung)

Zur Berechnung von ANT wird der gesamte Beobachtungszeitraum zwischen Untersuchungsbeginn und Beginn des interessierenden AIK zugrundegelegt.

Abhängige Variable

AIK   = Länge des Klinikaufenthaltes

         = (Entlassungsdatum der 2. (3.) stationären Behandlung) - (Aufnahmedatum zur 2. (3.) stationären Behandlung)

Moderatorvariablen

Hier gelten ohne Einschränkungen die unter 8.2.3.1 gemachten Aussagen.

·Nach Auspartialisierung der Moderatorwirkungen mit Hilfe linearer Regressionsmodelle ergeben sich die folgenden Erwartungswerte für die Indizes ambulanter Versorgung, sowie für die abhängige Variable AIK:

2. Aufenthalt

E(ANT) = $-0.127 - 0.016 \cdot BSO - 0.002 \cdot DAH + 0.068 \cdot LEB + 0.001 \cdot ANZDAU$

$$E(INT) = 0.840 - 0.006*BSO - 0.003*DAH -0.026*LEB + 0.003*ANZDAU$$

$$E(AIK) = -38.873 - 3.200*BSO + 0.689*DAH +8.549*LEB + 1.067*ANZDAU$$

3. Aufenthalt

$$E(ANT) = 1.002 + 0.007*BSO - 0.018*DAH -0.030*LEB - 0.004*ANZDAU$$

$$E(INT) = 1.342 + 0.005*BSO - 0.020*DAH - 0.053*LEB - 0.002*ANZDAU$$

$$E(AIK) = 55.115 + 0.861*BSO - 0.018*DAH - 0.030*LEB - 0.004*ANZDAU$$

Die Variablen (Residuen), die letztlich in die Analyse einbezogen werden, entstehen wiederum durch Substraktion der Erwartungswerte von den empirisch ermittelten Werten.

8.2.5 Survival-Analyse

Die Durchführung der Analyse erfolgt mit dem Programm P2L aus dem Statistik-Programmpaket BMDP (Dixon et al., 1983; deutsche Beschreibung: Bollinger et al., 1983). Mit diesem Programm lassen sich 'Überlebensdaten' analysieren, bei denen, neben der Zeit, ein Einfluß zusätzlicher Variablen auf die Überlebenswahrscheinlichkeit postuliert wird. Die Analyse basiert auf dem 'Proportional-Hazards'-Regressionsmodell von COX, wobei der Effekt der zusätzlichen Einflußgrößen durch Schätzung von Regressionskoeffizienten ermittelt wird.

Nach dem *'Proportional-Hazards'-Modell* wird die *Überlebensfunktion s bis zum Eintreten des kritischen Ereignisses bei einem Individuum mit dem Variablenvektor $z_1,....,z_n$* folgendermaßen modelliert:

$$s(t, z_1,...,z_n) = s_0(t) * \exp(\beta_1 * z_1 + \beta_2 * z_2 .... \beta_n * z_n)$$

wobei

$s_0(t)$: 'base-line'-Überlebensfunktion

$b = (\beta_1,...,\beta_n)$: Regressionskoeffizienten

$x = (z_1,...,z_n)$: Variablenvektor

Nach dem Modell ergibt sich die folgende Beziehung zweier individual-spezifischer Überlebensfunktionen:

$$\underline{s(t, x_1) = s_0(t) * \exp(b * x_1)}$$
$$s(t, x_2) = s_0(t) * \exp(b * x_2)$$

$$s(t, x_1) / s(t, x_2) = \exp(b (x_1 - x_2))$$

$$\log (s(t, x_1) / s(t, x_2)) = b (x_1 - x_2)$$

Daraus folgt: Der Quotient der Überlebensfunktionen zweier Werte der unabhängigen Variablen (gemessen auf einer logarithmischen Skala)

- ist unabhängig von der Zeit,

- hängt linear von der Ausprägung der Kovariaten ab.

In den folgenden Analysen wird (nach Auspartialisierung störender Einflußgrößen) die Abhängigkeit der Überlebensfunktion von nur einer unabhängigen Variablen postuliert, dem Ausmaß ambulanter ärztlicher Versorgung.

8.2.5.1 Survival-Analyse der Variablen 'Länge des Aufenthaltes in der Gemeinde'

Analysiert werden alle 187 (Residuen der) Beobachtungen '1. und 2. Aufenthalte in der Gemeinde', die innerhalb von 18 Monaten nach Untersuchungsbeginn stattfinden[33]:

1. Aufenthalt in der Gemeinde   n = 125

2. Aufenthalt in der Gemeinde   n = 62

In allen Fällen, in denen das Ereignis 'stationäre Wiederaufnahme' bei Abschluß der Untersuchung noch nicht eingetreten ist, wird die Zeitspanne von Beginn des Aufenthaltes in der Gemeinde bis Untersuchungsende (= Ersatzereignis) in die Analyse einbezogen ('zensierte Daten'). Diese Spanne gilt als untere Grenze für die Überlebenszeit.

Nach dem Auspartialisieren der Moderatoreinflüsse nimmt die abhängige Variable sowohl positive wie negative Werte an. Da das BMDP-Programm keine negativen Überlebenszeiten verarbeiten kann, wird durch Addition der Konstanten 547.5 (entspricht 18 Monaten) zu

---

[33] Von der Analyse ausgeschlossen werden alle Beobachtungen, bei denen eine der zugehörigen Moderatorvariablen einen 'missing'-Wert aufweist.

allen AIG-Residualwerten sichergestellt, daß keine negativen Werte auftreten[34].

Die Survival-Analyse wird zweimal durchgeführt. In der ersten Analyse wird die unabhängige Variable ANT, in der zweiten Analyse die unabhängige Variable INT als Einflußgröße einbezogen.

8.2.5.2 Survival-Analyse der Variablen 'Länge des Klinik-aufenthaltes'

Gegenstand der Analyse sind alle 94 (Residuen der) Beobachtungen '2. und 3. stationäre Aufenthalte':

2. stationäre Behandlung   n = 67

3. stationäre Behandlung   n = 27

Ausgeschlossen waren wiederum alle diejenigen Beobachtungen, bei denen eine der Moderatorvariablen einen fehlenden Wert aufweist.

Endet ein stationärer Aufenthalt erst nach dem 18-monatigen Beobachtungsintervall, so wird das tatsächliche Entlassungsdatum in die Analyse einbezogen. Somit werden ausschließlich unzensierte Daten analysiert.

Um zu verhindern, daß die Überlebenszeit-Variable negative Werte annimmt, wird die Konstante 547.5 zu allen Residuen der abhängigen Variablen addiert (vgl. 8.2.5.1).

Die Survival-Analyse wird zweimal durchgeführt, wobei ANT und INT nacheinander als unabhängige Variablen fungieren.

8.2.6 Ergebnisse

Tabelle 14 gibt den Einfluß der unabhängigen Variablen (= extramurale ärztliche Versorgung) auf die Überlebensfunktionen der beiden abhängigen Variablen wieder:

---

[34] Da sich die Survival-Analyse auf die Reihenfolge des Eintretens des kritischen Ereignisses stützt, ist diese Skalentransformation zulässig.

Tabelle 14 Survivalanalyse: Einfluß der unabhängigen Variablen

		abhängige Variable			
		AIG		AIK	
unabhängige	ANT	-1.7882	p = .00	.4759	p = .20
Variable	INT	-.3471	p = .22	.3809	p = .25

Der Einfluß drückt sich in dem Gewicht aus, mit dem die unabhängige Variable in die Regressionsgleichung der Überlebensfunktion eingeht.

Für die unabhängige Variable ANT kann ein hochsigifikanter Einfluß (p < .000) auf die abhängige Variable AIG nachgewiesen werden: Je höher der Anteil der ambulanten ärztlichen Versorgung an der Gesamtversorgung, umso geringer ist die Wahrscheinlichkeit für das Auftreten des kritischen Ereignisses 'stationäre Wiederaufnahme' (ß = -1.7882).

Für die unabhängige Variable INT geht zwar, wie das negative Vorzeichen erkennen läßt, die Wirkung in dieselbe Richtung (ß = -.3471), allerdings läßt sich der Einfluß statistisch nicht absichern (p = .22).

Für die abhängige Variable AIK ergibt sich folgendes Bild: Weder ANT noch INT bewirken eine signifikante Veränderung der Überlebensfunktion, d.h. unterschiedliche Anteile oder Intensität ambulanter Versorgung haben keinen statistisch signifikanten Einfluß auf die Auftretenswahrscheinlichkeit des Ereignisses 'Entlassung aus stationärer Behandlung'.

Für die graphische Darstellung der Ergebnisse werden exemplarisch jeweils drei Werte der unabhängigen Variablen ANT ausgewählt:

- hoher Anteil: entspricht demjenigen Wert (des Residuums) von ANT, der von 20% der Kohorte übertroffen wird (8.Dezil)

- mittlerer Anteil: entspricht demjenigen Wert (des Residuums) von ANT, der von 50% der Kohorte übertroffen wird (5.Dezil)

- geringer Anteil: entspricht demjenigen Wert (des Residuums) von ANT, der von 80% der Kohorte übertroffen wird (2.Dezil)

Abb.23 zeigt den Zusammenhang zwischen den drei ausgewählten Werten der unabhängigen Variablen 'Anteil ambulanter ärztlicher Behandlung an der gesamten psychiatrischen Versorgung' und der Wahrscheinlichkeit stationärer Wiederaufnahme bei der abhängigen Variablen 'Aufenthalt in der Gemeinde'. Ordinate ist eine Skala der Wahrscheinlichkeiten (0 bis 1.0); als Abszisse wurde eine Skala auf der Basis

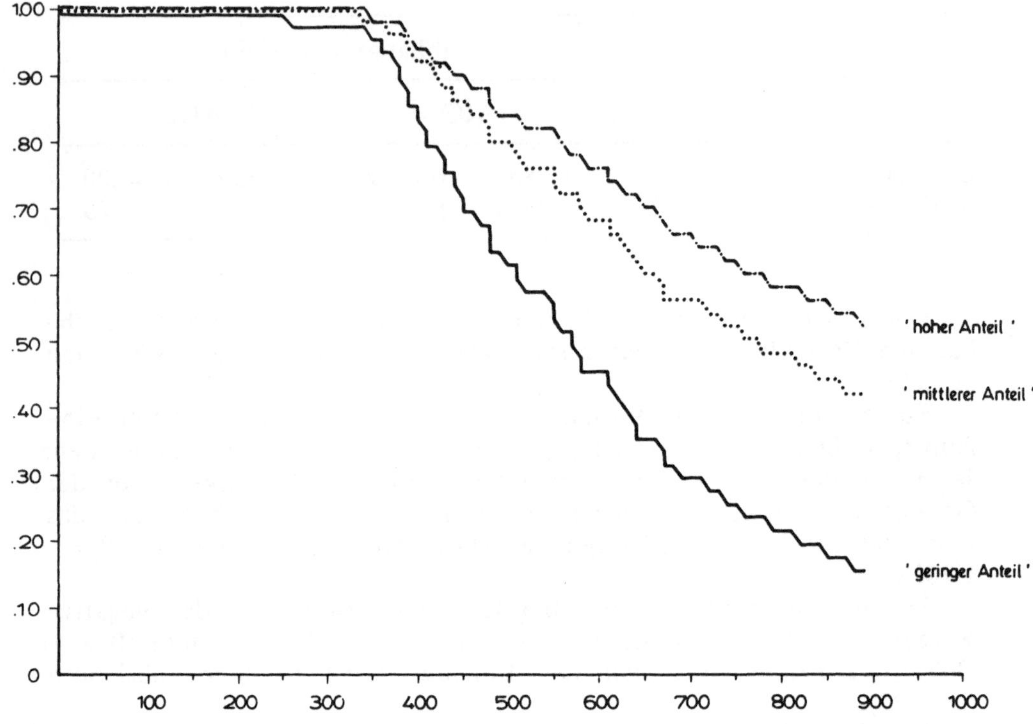

Abb.23. Verweildauer in der Gemeinde

von Tageseinheiten nach Transformation durch Addition der Konstanten 547.5 (vgl. 8.2.5.1) gewählt.

Der signifikante Beitrag der unabhängigen Variablen (vgl. Tabelle 14) ist deutlich sichtbar: Bei einem 'hohen Anteil' ambulanter ärztlicher Versorgung (8.Dezil) beträgt die Überlebenswahrscheinlichkeit zum Zeitpunkt '900 Tage' p = .53. Zum gleichen Zeitpunkt beträgt die Wahrscheinlichkeit bei einem 'mittleren Anteil' (5.Dezil) p = .42 und bei einem 'geringen Anteil' p = .15.

Ein ganz anderes Ergebnis zeigt sich erwartungsgemäß in der graphischen Darstellung für die abhängige Variable 'Aufenthalt in der Klinik' (Abb.24):

Bei Auswahl des 2., 5. und 8.Dezils des Residuums der unabhängigen Variablen ANT ist kein sichtbarer Unterschied der Überlebensfunktionen auszumachen: Unterschiedliche Anteile ambulanter ärztlicher Versorgung vor einer stationären Aufnahme haben keinen Einfluß auf die Verweildauer im Krankenhaus.

In einem weiteren Schritt sollen nun die in den bisherigen Ergebnisdarstellungen zur Survival-Analyse vorhandenen Informationen über

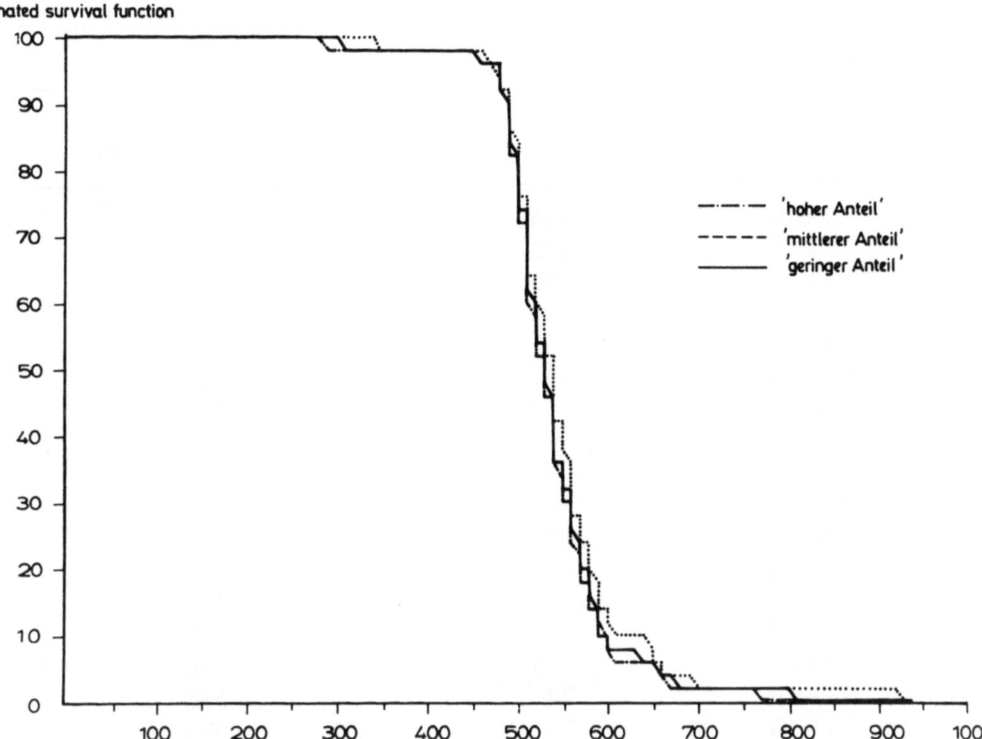

Abb.24. Verweildauer in der Klinik

Art und Ausmaß der Zusammenhänge in anschaulichere Größen übersetzt werden. Dies geschieht, indem wiederum für ausgewählte Werte der unabhängigen Variablen die Überlebensfunktionen in Tageseinheiten umgerechnet werden. Dabei kann man in direkter Weise die Annahmen des 'Proportional-Hazards'-Modell ausnutzen (vgl. 8.2.5).

Wie bereits aus den Abb.23 und 24 ersichtlich, erhält man für jeden Wert der unabhängigen Variablen eine Überlebensfunktion. In Anlehnung an die für die graphische Darstellung getroffenen Auswahl der Werte der unabhängigen Variablen werden nun sowohl für ANT, wie auch für INT die Dezile der Verteilung bestimmt[35]. Für jeden dieser neun Werte (1. bis 9.Dezil) wird bei beiden abhängigen Variablen AIG und AIK die Überlebensfunktion bis zum Auftreten des jeweiligen kritischen Ereignisses ermittelt. Von jeder Funktion wird sodann der Wert auf der Zeitachse bestimmt, für den die Überlebensfunktion den Wert 0.5 (= Median) hat.

Das Ergebnis ist in Tabelle 15 dargestellt:

---

[35] Es soll noch einmal daran erinnert werden, daß es sich nicht um die empirisch beobachteten Werte der unabhängigen Variablen handelt, sondern um die Residuen nach Auspartialisierung der Einflüsse der Moderatorvariablen.

Tabelle 15 Der Einfluß ambulanter ärztlicher Versorgung: Umrechnung in Tageseinheiten

		Aufenthalt in der Gemeinde (AIG)	Aufenthalt im Krankenhaus (AIK)
ANT;	1.Dezil	514	544
	2.Dezil	572	540
	3.Dezil	660	540
	4.Dezil	730	538
	5.Dezil	761	538
	6.Dezil	832	536
	7.Dezil	884	533
	8.Dezil	–	527
	9.Dezil	–	525
INT;	1.Dezil	652	543
	2.Dezil	701	540
	3.Dezil	724	539
	4.Dezil	732	538
	5.Dezil	738	538
	6.Dezil	740	538
	7.Dezil	742	533
	8.Dezil	745	530
	9.Dezil	748	525

So beträgt bei einem Wert der unabhängigen Variablen ANT, der von 90% der Kohorte übertroffen wird (1.Dezil), das Intervall, nach dem bei der Hälfte der Patienten das kritische Ereignis 'stationäre Wiederaufnahme' eintritt, 514 Tage. Der entsprechende Wert für das 7.Dezil von ANT beträgt 884 Tage; im Vergleich zum 1.Dezil entspricht dies folglich einer Differenz von 370 Tagen[36].

Für das 1.Dezil der unabhängigen Variablen INT beträgt der ermittelte Zeitpunkt einer stationären Wiederaufnahme bei der abhängigen Variablen 'Aufenthalt in der Gemeinde' 652 Tage, für das 9.Dezil hingegen 748 Tage. Obwohl dies rein rechnerisch einen Unterschied von 96 Tagen ergibt, ist der Einfluß der unabhängigen Variablen nicht signifikant.

---

[36] Die Werte für das 8. und 9. Dezil von ANT können nicht bestimmt werden, da hier das Produkt aus 'base-line'-Risikofunktion und der Risikofunktion aufgrund der Merkmalsausprägung von ANT größer 0.50 ist (vgl. 8.2.5).

Ein ganz anderes Bild erhält man für die abhängige Variable 'Aufenthalt in der Klinik'. Die Differenz zwischen dem 1.Dezil und dem 9.Dezil der Variablen ANT für das Eintreten des Ereignisses 'Entlassung aus dem Krankenhaus' beträgt 544 Tage - 525 Tage = 19 Tage. Bei der unabhängigen Variablen INT bewirkt der Unterschied zwischen 1.Dezil (543 Tage) und 9.Dezil (525 Tage) eine nicht-signifikante Reduzierung der Verweildauer im Krankenhaus um 18 Tage.

9 Zusammenfassung und Diskussion

Mit der Verlagerung des Schwerpunktes psychiatrischer Versorgung aus dem Krankenhaus in die Gemeinde sind Entwicklungen zu beobachten, die sich auch zum gegenwärtigen Zeitpunkt erst in Ansätzen auf wissenschaftlicher Grundlage erklären lassen. Die Übernahme von Funktionen, die vormals zum überwiegenden Teil unter dem Dach einer Institution, dem psychiatrischen Krankenhaus, vereint waren, durch verschiedene, auch nach Trägerschaften getrennten Einrichtungen, erschwert zwangsläufig die Kontrolle der Auswirkungen veränderter Versorgungskonzepte, die das gesamte System betreffen. Es kann demnach nicht verwundern, daß Bewertungen der derzeitigen Versorgungssituation häufig impressionistischer Art sind und mehr durch die persönlichen Eindrücke und Erfahrungen der beurteilenden Personen geprägt werden, denn durch Ergebnisse allgemein akzeptierter Forschungsstrategien. Der Kenntnisstand zur Wirkungsweise extramuraler Versorgungsmaßnahmen läßt sich kaum treffender charakterisieren, als es in den Worten von Bachrach (1982) zum Ausdruck kommt: "....we do not really know very much about outcomes .... beyond the fact, that given adequate service structures and resources, they are not harmful to patients" (ebda, S.48).

Die Evaluation von *Strukturen psychiatrischer Versorgung* in Form deskriptiver Analysen der Inanspruchnahme von Diensten und Einrichtungen hat dort, wo die Forschung über ein Instrument zur fortlaufenden und umfassenden Erhebung versorgungsrelevanter Daten verfügt, z.B. in Form psychiatrischer Fallregister (ten Horn et al., 1986), erheblich zum Verständnis der ablaufenden Prozesse beigetragen (Wing und Hailey, 1972; Wing und Fryers, 1976; Gibbons et al., 1984; Häfner, 1985; Häfner und Klug, 1980, 1982). Die mittel- und langfristige Beobachtung der Veränderungen in einem Versorgungssystem muß gar als wesentlicher Bezugsrahmen angesehen werden, wenn es darum geht, einzelne Bestandteile eines Systems einer detaillierten Analyse zu unterziehen. Sie bietet allerdings keinen Ersatz für die *Wirkungsforschung* (McInnis und Kitson, 1977).

Nach Suchman (1966; zit. nach Markson, 1976) ist das primäre Ziel der Evaluation ".... to determine the extent to which an activity is associated with occurrence of results" (ebda, S.72). Entscheidend ist demnach, wie interne und externe Validität der Ergebnisse sichergestellt werden können.

Experimentelle Studien, die vom Ansatz her am besten geeignet wären, die interne Validität von Untersuchungen zu sichern, sind in der Praxis einer Reihe von Einschränkungen unterworfen (Keenan, 1975), ihre Durchführung scheitert überwiegend schon an ethischen Problemen (Allen, 1976). Das zur Umgehung dieser Probleme häufig notwendige selektive Vorgehen bei der Auswahl der zu untersuchenden Patientenpopulationen führt demgegenüber zu erheblichen Einschränkungen der Generalisierbarkeit der Ergebnisse (externe Validität).

In Beobachtungsstudien sieht man sich mit dem Problem konfrontiert, daß fehlende Kontrolle konfundierender Einflußgrößen die interne Validität herabsetzt. Unterschiedliche Eigenschaften der untersuchten Patientenpopulationen verschiedener Studien werden meist, mangels theoretischer Vorannahmen, nicht erfaßt und können daher bei der Auswertung auch nicht angemessen berücksichtigt werden.

Das Ziel der vorliegenden Studie ist die Untersuchung der Wirksamkeit eines bedeutsamen Bereiches extramuraler psychiatrischer Versorgung. Dabei wird der Versuch unternommen, die Vorzüge experimentellen Vorgehens (= Reduzierung alternativer Interpretationsmöglichkeiten durch Kontrolle der beteiligten Variablen) und die Vorzüge eines naturalistischen Designs (= größere Realitätsnähe) zu kombinieren. Die Funktion der Zufallszuweisung, die im Experiment dazu führt, daß konfundierende Größen sich gleichmäßig auf alle Behandlungsbedingungen verteilen, wird dabei durch ein Vorgehen ersetzt, das auf einem Modell der Interaktion der wichtigsten im Untersuchungsbereich wirksamen Einflußgrößen basiert.

Bei diesem Vorgehen sind zwei Aspekte von besonderer Bedeutung: Zum einen geht es um die *Auswahl der Variablen*, deren konfundierende Einflüsse ausgeschlossen werden sollen, zum anderen um das *methodische Vorgehen*, mit dem der Ausschluß praktiziert wird.

Für die Variablenauswahl gibt es eine eindeutige Vorgabe: Untersucht wird der Zusammenhang zwischen ambulanter ärztlicher Versorgung und dem Outcome-Kriterium 'stationäre Wiederaufnahme' bzw. einem daraus abgeleiteten Index. Um diese Beziehung erfassen zu können, müssen Einflüsse ausgeschaltet werden, die direkt auf die unabhängigen und/oder abhängigen Variablen wirken oder mittelbar deren Beziehung modifizieren (Blalock, 1964).

Die Zahl der Untersuchungen, die sich mit Einflußfaktoren auf die intra- und extramurale Versorgung beschäftigen, ist mittlerweile kaum noch überschaubar, eine Übersicht, die den Namen auch nur annähernd verdiente, würde den Rahmen dieser Arbeit zwangsläufig sprengen. Soll der hier vorgestellte Ansatz allerdings weiterentwickelt werden, so muß ein Schwerpunkt auf der Analyse und Auswahl der Modellvariablen liegen. Neben der Vielzahl der in Frage kommenden Variablen, wird dieses Vorhaben zusätzlich durch die Widersprüchlichkeit der bisherigen Untersuchungsergebnisse (vgl. Nuehring et al., 1980) erschwert. Die in der vorliegenden Studie getroffene Auswahl an Moderatoren (Lebensverhältnisse, Symptomatik, 'Chronizität' der Erkrankung) muß daher, bei aller Plausibilität, als vorläufig angesehen werden.

Von den genannten Moderatorvariablen wird angenommen, daß sie sowohl die Inanspruchnahme ambulanter ärztlicher Dienste modifizieren, als auch einen direkten Einfluß auf die stationäre Behandlungsbedürftigkeit ausüben. Diese direkten Einflüsse werden ermittelt, indem für jede der interessierenden unabhängigen und abhängigen Variablen eine multiple Regressionsanalyse durchgeführt wird, mit den Moderatorvariablen als Prädiktoren. Der durch die Moderatorvariablen erklärte Anteil der Kriteriumsvariablen wird aus den empirisch erhobenen individuellen Werten heraussubtrahiert; die verbleibenden Residualwerte können nun miteinander in Beziehung gesetzt werden, um Richtung und Stärke der Zusammenhänge zu berechnen.

Multiple Regressionen, wie auch (Pearson-) Korrelationen erfassen die *linearen* Anteile einer Beziehung. Die Frage ist durchaus angebracht, ob in der realen Beziehung zwischen dem Ausmaß ambulanter ärztlicher Versorgung und der Wiederaufnahmewahrscheinlichkeit für den gesamten Wertebereich extramuraler Kontakthäufigkeiten ein solcher linearer Zusammenhang postuliert werden sollte, oder ob nicht für die Extrembereiche andere Beziehungen gelten: So ist es denkbar, daß ab einer derzeit noch nicht bestimmbaren 'optimalen' Kontakthäufigkeit eine weitere Zunahme der Frequenz keinen weiteren Zuwachs an Effektivität mehr bewirkt.

Eng damit verknüpft ist der Aspekt der *Operationalisierung* der unabhängigen Variablen. In der hier vorgelegten Untersuchung wurde aus einer Reihe von Gründen (Fehlen valider und reliabler Meßinstrumente, Probleme der Datenerfassung) auf eine Beschreibung und Erhebung qualitativer Merkmale ambulanter Versorgung verzichtet. Stattdessen wird die ärztliche Versorgung ausschließlich über die Erfassung der Kontakthäufigkeit (absolut/relativ) in die Analyse eingebracht. Der Verzicht auf qualitative Merkmale zugunsten quantitativer Beschreibungsdimensionen ist allerdings nur dann zu vertreten, wenn angenommen werden darf, daß beispielsweise die Qualität der Behandlung in den Praxen verschiedener niedergelassener Ärzte keinen großen Schwankungen unterliegt und zudem die Kontakthäufigkeit über Konstrukte wie 'Kontinuität', 'Regelmäßigkeit' oder 'Intensität der Versorgung' sinnvoll inhaltlich übersetzt werden kann (vgl. auch Bachrach, 1981). Quantitative Merkmale extramuraler Versorgung sollten allerdings nicht nur als (schlechter) Ersatz für fehlende qualitative Bestimmung betrachtet werden. Die mit relativ geringem Aufwand zu erreichende hohe Reliabilität quantitativer Inanspruchnahmedaten ermöglichen noch am ehesten den Vergleich von Studien, die zu verschiedenen Zeiten und an verschiedenen Orten durchgeführt wurden. Desweiteren eignen sie sich besonders gut für weiterführende Analysen, beispielsweise Kosten-Nutzen-Berechnungen (Häfner et al., 1986).

Als Outcome-Kriterien zur Bewertung des Behandlungserfolges wurden verschiedene Indizes stationärer Versorgung gewählt (Gesamtdauer stationärer Behandlung, Länge eines Klinikaufenthaltes), die Dauer des 'Aufenthaltes in der Gemeinde', sowie die psychopathologische Symptomatik. Durch das Design der Studie, sowie durch die kombinierte Erfassung von stationärer Behandlungsbedürftigkeit und psychischem Befund ist sichergestellt, daß eine verkürzte intramurale Versorgung nicht zu Lasten eines Patienten geht, bzw. das Nicht-Erscheinen im Krankenhaus mangels Erfassung ungerechtfertigt als 'Erfolg' verbucht wird. Es darf dabei allerdings nicht übersehen werden, daß die Bewertung der Befindlichkeit eines Patienten ausschließlich über PSE-Daten nicht unproblematisch ist. So wird beispielsweise die Tauglichkeit des 'Present State Examination' zur Erfassung unproduktiver Schizophreniestadien eher kritisch beurteilt (Ciompi et al., 1977; Biehl et al., 1988).

Generell ist in diesem Zusammenhang zu diskutieren, ob die notwendige Information zur Befindlichkeit über die Symptomatik hinaus nicht auch andere Bereiche umfassen sollte. Outcome-Kriterien, die sich auf die Arbeitssituation beziehen (z.B. Anthony et al., 1972; Wolkon et al., 1971), dürften derzeit bei chronisch Kranken, aufgrund der generell schlechten Beschäftigungslage weniger angemessen sein. Malm et al. (1981) schlagen dagegen eine Bewertung des 'quality of life' von extramural versorgten chronischen Patienten vor, wobei dieses Konstrukt so unterschiedliche Bereiche umfaßt wie physischer und psychischer Status, soziale Beziehungen innerhalb und außerhalb der Familie, materielle Situation, Kommunikation und Mobilität, Beschäftigungssituation, 'Sicherheit', Bildung und Freizeit, sowie Interessen, emotionale Befindlichkeit/Ausgeglichenheit (inner experience).

In der vorliegenden Untersuchung konnte nachgewiesen werden, daß mit der Zunahme extramuraler ärztlicher Versorgung die Nachfrage nach stationärer Behandlung abnimmt. Die Wirkung hängt dabei direkt von der Häufigkeit (absolut und relativ) ambulanter Kontakte ab, ohne daß sich Richtung und Stärke des Zusammenhanges auch über Unterschiede in der Erkrankungsdauer, bei den Lebensverhältnissen der Patienten oder durch unterschiedliche Ausprägung der Symptomatik erklären ließen. Dennoch sind die Auswirkungen ärztlicher Versorgung nicht bei allen Patienten gleich: Sie sind am ausgeprägtesten bei Schizophrenen, die im Heim oder in einer therapeutischen Wohngemeinschaft leben, sie sind etwas schwächer bei den 'in Familie' Lebenden und bei den alleine lebenden Patienten am wenigsten deutlich. Für diese differentielle Wirksamkeit ist möglicherweise ein unterschiedliches Ausmaß an sozialer Kontrolle über die für eine wirksame Behandlung notwendigen Maßnahmen, wie beispielsweise regelmäßige Medikamenteneinnahme, verantwortlich. Für diese Annahme spricht auch, daß der Zusammenhang zwischen ambulanter Versorgung und Verminderung der psychopathologischen Symptomatik bei den in komplementären Einrichtungen untergebrachten Patienten am stärksten ist, bei den alleine lebenden Patienten ist dagegen kein Zusammenhang mehr nachzuweisen.

Ein vergleichbares Ergebnis für die Beziehung zwischen Nachsorge und stationärer Behandlungsbedürftigkeit erhält man auch, wenn man die Kohorte nach der Gesamtdauer stationärer Vorbehandlung aufteilt. Patienten mit mehr als 12 Monaten Krankenhausaufenthalt profitieren von einer Zunahme ambulanter Versorgung eindeutig am stärksten. Nicht mehr ganz so eindeutig ist bei dieser Analyse allerdings die Auswirkung auf die Ausprägung der psychopathologischen Symptomatik. Am auffälligsten ist dabei die relativ enge negative Beziehung zwischen der Häufigkeit extramuraler ärztlicher Kontakte und Auffälligkeiten in Verhalten und Sprache der Patienten bei den 'Neuerkrankten' mit maximal drei Monaten stationärer Vorbehandlung, wohingegen für die anderen Outcome-Kriterien bei dieser Gruppe keinerlei überzufälliger Zusammenhang sichtbar wird.

In einer weiterführenden Analyse konnte gezeigt werden, daß ambulante Nachsorge die stationäre Wiederaufnahme verzögert, d.h. mit zunehmender ärztlicher Versorgung verlängert sich der Aufenthalt in der Gemeinde. Dagegen haben ambulante Kontakte keinerlei Einfluß auf die Dauer einer nachfolgenden stationären Behandlung. Die häufig geäußerte Befürchtung, daß die Verlagerung der Behandlung aus dem Krankenhaus in die Gemeinde nur um den Preis steigender Wiederaufnahmeraten möglich ist ('Drehtürpsychiatrie', 'revolving-door'-Patient), läßt sich anhand der hier vorgelegten Daten demnach nicht nachweisen. Zumindest in ausgebauten Versorgungssystemen können selbst chronisch psychisch Kranke durch regelmäßige Nachsorgekontakte außerhalb des Krankenhauses gehalten werden.

Damit soll auf einen letzten, für die Generalisierbarkeit der Ergebnisse aber entscheidenden Punkt hingewiesen werden: Die vorliegenden empirisch gewonnenen Inanspruchnahmedaten spiegeln die Versorgungsstruktur in Mannheim in den Jahren 1977 bis 1980 wider. In Mannheim ist seit Ende der 60er Jahre der erfolgreiche Versuch unternommen worden ein gemeindenahes Versorgungssystem für psychisch Kranke zu etablieren. Ambulante und komplementäre Dienste wurden dabei, dem Bedarf entsprechend, aufgebaut. Die Folgen dieser Bemühungen zeigen sich u.a. daran, daß für den größten Teil der Patienten die Kontinuität der Versorgung beim Übergang aus dem Krankenhaus sichergestellt scheint: 136 von 148 Patienten der Kohorte werden außerhalb des Krankenhauses von niedergelassenen Ärzten oder in der Ambulanz am Zentralinstitut versorgt. Durch das zunehmende Angebot an komplementären Heimplätzen ist es außerdem möglich geworden, auch chronisch psychisch Kranken - die noch bis in die jüngste Vergangenheit mangels Alternativen ein Leben im Krankenhaus verbringen mußten - in die Gemeinde zu reintegrieren. Im Jahr 1980 bedarf nur noch einer von vier längerfristig versorgungsbedürftigen schizophrenen Patienten der Aufnahme in ein psychiatrisches Krankenhauses, drei Viertel können in psychiatrische Heime aufgenommen werden. Dies wird dadurch ermöglicht, daß das komplexe Netz extramuraler psychiatrischer Dienste in Mannheim auch für die Bedürfnisebenen ärztliche Behandlung, soziale Kontakte und Freizeit ausreichend Angebote zur Verfügung stellt[37]. Organisation und Zusammenarbeit auf der Einrichtungsebene werden durch ein seit 1976 bestehendes Koordinationsgremium für die psychiatrische Versorgung Mannheims weitgehend sichergestellt. Diesem Gremium gehören außer der Stadtverwaltung und Vertretern der niedergelassenen Ärzteschaft, die Träger und Leiter der wichtigsten an der psychiatrischen Versorgung der Stadt beteiligten Institutionen an, einschließlich des PLK Wiesloch. Auf der Patientenebene schließlich erfolgt die individuelle, an den speziellen Bedürfnissen orientierte Ausgestaltung der extramuralen Versorgung in enger Zusammenarbeit zwischen der Abteilung Gemeindepsychiatrie am Zentralinstitut und den betroffenen Einrichtungen. Eine Übertragbarkeit der empirischen Ergebnisse der vorliegenden Studie setzt in jedem Fall eine ähnlich günstige Versorgungssituation und institutionelle Rahmenbedingungen voraus, wie sie in Mannheim in den letzten zwei Jahrzehnten geschaffen wurden.

---

[37] lediglich im beschützten Werkstattbereich ist derzeit noch von einem nicht dem Bedarf entsprechenden Angebot auszugehen (Häfner et al., 1986)

Literaturverzeichnis

Affleck JW, Burns J, Forrest AD (1976) Long-term follow-up of schizophrenic patients in Edinburgh. Acta psychiatrica scandinavica 53:227-237

Alexander FG, Selesnick SR (1969) Geschichte der Psychiatrie. Diana Verlag, Zürich

Allen DF (1976) Evaluation - An ethical perspective. In: Markson EW, Allen DF (eds). Trends in mental health evaluation. Lexington Books, Lexington/Toronto

Altman H, Sletten JW, Nebel ME (1973) Length of stay and readmission rates in Missouri state hospitals. Hospital and Community Psychiatry 24:773-776

Angrist S, Dinitz S, Lefton M, Pasamanick B (1961) Rehospitalization of female mental patients. Archives of General Psychiatry 4:363-370

Angrist S, Dinitz S, Pasamanick B (1968) Women after treatment: A study of former mental patients and their neighbors. Appleton-Century-Crofts, New York

Anthony WA, Buell GJ (1973) Psychiatric aftercare clinic effectiveness as a function of patient demographic characteristics. Journal of Consulting and Clinical Psychology 41:116-119

Anthony WA, Buell GJ, Sharratt S, Althoff ME (1972) Efficacy of psychiatric rehabilitation. Psychological Bulletin 78:447-456

Anthony WA, Farkas M (1982) A client outcome planning model for assessing psychiatric rehabilitation interventions. Schizophrenia Bulletin 8:13-38

Apsler R, Bassuk E (1983) Differences among clinicians in the decision to admit. Archives of General Psychiatry 40:1133-1137

Attkisson CC, Hargreaves WA, Horowitz MJ, Sorensen JE (1978) Evaluation of human service programs. Academic Press, New York/London

Bachrach LL (1976) Deinstitutionalization: An analytical review and sociological perspective. National Institute of Mental Health, Division of Biometry and Epidemiology, Rockville/Md.

Bachrach LL (1977a) Deinstitutionalization of mental health services in rural areas. Hospital and Community Psychiatry 28:669-672

Bachrach LL (1977b) Deinstitutionalization: A conceptual framework. National Institute of Mental Health, Division of Biometry and Epidemiology, Rockville/Md.

Bachrach LL (1978) A conceptual approach to deinstitutionalization. Hospital and Community Psychiatry 29:573-578

Bachrach LL (1980) Overview: Model programs for chronic patients. American Journal of Psychiatry 137:1023-1031

Bachrach LL (1981) Continuity of care for chronic mental patients: A conceptual analysis. American Journal of Psychiatry 138:1449-1456

Baekland F, Lundwall L (1975) Dropping out of treatment: A critical review. Psychological Bulletin 82:738-783

Barrett JE, Kuriansky J, Gurland B (1972) Community tenure following emergency discharge. American Journal of Psychiatry 128:958-964

Bass RD, Windle C (1973) Continuity of care: An approach to measurement. American Journal of Psychiatry 129:110-115

Bass RD, Windle C (1979) Continuity of care: An approach to measurement. In: Schulberg HC, Baker F (eds). Program evaluation in the health fields, Vol.II, 265-274, Academic Press, New York

Bassuk EL, Gerson S (1978) Deinstitutionalization and mental health services. Scientific American 238:46-53

Bauer A (1983) Was ist "Compliance" ? Deutsches Ärzteblatt 39:52-56

Beard JH, Malamud TJ, Rossman E (1978) Psychiatric rehabilitation and long-term rehospitalization rates: The findings of two research studies. Schizophrenia Bulletin 4:622-635

Beard JH, Pitt RB, Fisher SH, Goertzel V (1963) Evaluating the effectiveness of a psychiatric rehabilitation program. American Journal of Orthopsychiatry 33:701-712

Beck JC (1978) Social influences on the prognosis of schizophrenia. Schizophrenia Bulletin 4:86-101

Bentler PM, Woodward JA (1979) Nonexperimental evaluation research: Contributions of causal modeling. In: Datta L-E, Perloff R (eds). Improving evaluations. Sage Publications, Beverly Hills/London, 71-102

Biehl H, Maurer K, Jung E, Krüger G, Bauer-Schubart C (1988) Reported symptoms in schizophrenic patients within five years of the onset of illness. In: Dencker SJ, Kulhanek F (eds). Treatment resistance in schizophrenia. Vieweg Verlag, Braunschweig/ Wiesbaden, 108-118

Blalock HM (1964) Causal inferences in nonexperimental research. The University of North Carolina Press, Chapel Hill

Blalock HM (1968) Theory building and causal inferences. In: Blalock HM, Blalock AB (eds). Methodology in social research. McGraw Hill, New York, 155-198

Blalock HM (1971) Causal models in the social sciences. MacMillan, London

Bleuler M (1972) Die schizophrenen Geistesstörungen im Lichte langjähriger Kranken- und Familiengeschichten. Thieme, Stuttgart

124

Blumenthal R, Kreisman D, O'Connor PA (1982) Return to the family and its consequence for rehospitalization among recently discharged mental patients. Psychological Medicine 12:141-147

Bollinger G, Herrmann A, Möntmann V (1983) BMDP - Statistikprogramme für die Bio-, Human- und Sozialwissenschaften. Gustav Fischer, Stuttgart/New York

Bortz J (1979) Lehrbuch der Statistik für Sozialwissenschaftler. Springer, Berlin/Heidelberg

Bortz J (1984) Lehrbuch der empirischen Forschung. Springer, Berlin/Heidelberg

Bosch G, Pietzker A (1975) Nachbehandlung krankenhausentlassener schizophrener Patienten - Ergebnisse einer empirischen Untersuchung. In: Deutscher Bundestag, Drucksache 7/4201. Anhang zum Bericht über die Lage der Psychiatrie in der Bundesrepublik Deutschland. Bonner Universitätsbuchdruckerei, Bonn, 344-360

Braun P, Kochansky G, Shapiro R, Greenberg S, Gudeman JE, Johnson S, Shore MF (1981) Overview: Deinstitutionalization of psychiatric patients, a critical review of outcome studies. American Journal of Psychiatry 138:736-749

Braun U, Degen M (1982) "Gemeinde". Ort der Gemeinschaft oder Versorgungsgebiet ? In: Keupp D, Rerrich D (Hrsg). Psychosoziale Praxis - gemeindepsychologische Perspektiven. Urban & Schwarzenberg, München/Wien, 117-128

Bredenkamp J, Feger H (1983) Enzyklopädie der Psychologie. Bd.5: Hypothesenprüfung. Hogrefe, Göttingen/Toronto

Brown GW, Birley JL, Wing JK (1972) Influence of family life on the course of schizophrenic disorders: A replication. British Journal of Psychiatry 121:241-258

Brown GW, Carstairs GM, Topping GC (1959) The post-hospital adjustment of chronic mental patients. Lancet 2:685-689

Brown GW, Monck EM, Carstairs GM, Wing JK (1962) The influence of family life on the course of schizophrenic illness. British Journal of Preventive and Social Medicine 16:55-68

Bunge M (1959) Causality. The place of the causal principle in modern science. Harvard University Press, Cambridge

Byers ES, Cohen SH (1979) Predicting patient outcome: The contribution of prehospital, inhospital and posthospital factors. Hospital and Community Psychiatry 30:327-331

Byers ES, Cohen SH, Harshbarger, DD (1978) Impact of aftercare services on recidivism of mental hospital patients. Community Mental Health Journal 14:26-34

Byers ES, Cohen SH, Harshbarger DD (1979) The quantity and quality of aftercare services: Relationship with recidivism in mental health patients. Canadian Journal of Behavioral Sciences 11:11-20

Campbell DT, Stanley JC (1966) Experimental and quasi-experimental designs for research on teaching. In: Gage NL (ed). Handbook of research on teaching. Rand McNally, Chicago

Carpenter MD (1978) Residential placement for the chronic psychiatric patient: A review and evaluation of the literature. Schizophrenia Bulletin 4:384-398

Carpenter WT, Heinrichs DW, Hanlon TE (1981) Methodologic standards for treatment outcome research in schizophrenia. American Journal of Psychiatry 134:465-471

Christensen KJ (1974) A 5-year follow-up study of male schizophrenics: Evaluation of factors influencing success and failure in the community. Acta psychiatrica scandinavica 50:60-72

Ciompi L (1980) Ist die chronische Schizophrenie ein Artefakt ? - Argumente und Gegenargumente. Fortschritte der Neurologie, Psychiatrie und ihrer Grenzgebiete 48:237-248

Ciompi L (1981) Wie können wir die Schizophrenen besser behandeln ? - Eine Synthese neuer Krankheits- und Therapiekonzepte. Nervenarzt 52:506-515

Ciompi L, Ague C, Dauwalder JP (1977) Ein Forschungsprogramm über die Rehabilitation psychisch Kranker. I. Konzepte und methodologische Probleme. Nervenarzt 48:12-18

Ciompi L, Ague C, Dauwalder JP (1979) Ein Forschungsprogramm zur Rehabilitation psychisch Kranker. III. Längsschnittuntersuchungen zum Rehabilitationserfolg und zur Prognostik. Nervenarzt 50:366-378

Ciompi L, Müller C (1976) Lebensweg und Alter der Schizophrenen. Eine katamnestische Langzeitstudie bis ins Senium. Springer, Berlin/Heidelberg

Claghorn J, Kinross-Wright J (1971) Reduction in hospitalization of schizophrenics. American Journal of Psychiatry 128:344-347

Cooper B, Dilling H, Kanowski S, Remschmidt H (1985) Die wissenschaftliche Evaluation psychiatrischer Versorgungssysteme: Prinzipien und Forschungsstrategien. Nervenarzt 56:348-358

Cottman SB, Mezey AG (1976) Community care and the prognosis of schizophrenia. Acta psychiatrica scandinavica 53:95-104

Craig TJ, Bracken J (1982) Recidivism and comprehensive care systems. Comprehensive Psychiatry 23:401-408

Cropley AJ, Gazan A (1969) Some data concerning readmission of discharged schizophrenic patients. British Journal of Social and Clinical Psychology 8:286-289

Cumming JH (1968) Some criteria for evaluation. In: Roberts LM, Greenfield N, Miller M (eds.) Comprehensive mental health: The challenge of evaluation. University of Wisconsin Press, Madison, 29-40

Cuthill JM (1975) Trends in the care of psychiatric patients. British Journal of Psychiatry 127:265-275

Davis A, Dinitz S, Pasamanick B (1972) The prevention of hospitalization in schizophrenia: Five years after an experimental program. American Journal of Orthopsychiatry 42:375-388

Davis JM (1975) Overview: Maintenance therapy in psychiatry. I. Schizophrenia. American Journal of Pychiatry 132:1237-1245

Davis JM, Schaffer CB, Killian GA, Kinard C, Chan C (1980) Important issues in the drug treatment of schizophrenia. Schizophrenia Bulletin 6:70-87

Demone HW, Schulberg HC, Broskowski A (1978) Evaluation in the context of developments in human services. In: Attkisson CC, Hargreaves WA, Horowitz MJ, Sorensen JE (eds.) Evaluation of human service programs. Academic Press, New York/London, 27-41

Department of Health and Social Security (1975) Better services for the mentally ill. Cmnd 6233. HMSO, London

Deutscher Bundestag (1975) Bericht über die Lage der Psychiatrie in der Bundesrepublik Deutschland - Zur psychiatrischen und psychotherapeutisch/psychosomatischen Versorgung der Bevölkerung. Drucksache 7/4200 Bonner Universitätsbuchdruckerei, Bonn

Diekmann A, Mitter P (1984) Methoden zur Analyse von Zeitverläufen. Teubner, Stuttgart

Dincin J, Witheridge TF (1982) Psychiatric rehabilitation as a deterrant to recidivism. Hospital and Community Psychiatry 33:645-650

Dixon WJ, Brown MB, Engelman L, Frane JW, Hill MA, Jennrich RI, Toporek JD (1983) BMDP Statistical Software. University of California Press, Berkeley

Dörner K, Köchert R, von Laer G, Scherer K (1979) Gemeindepsychiatrie. Kohlhammer, Stuttgart/Berlin

Eberhardt K (1973) Die Kausalitätsproblematik in der Wissenschaftstheorie und in der sozialen Praxis. Archiv für Wissenschaft und Praxis der sozialen Arbeit 4:118-132

Edwards AL (1970) Experimental design in psychological research. Holt, Rinehart and Winston, New York

Engelhardt DM, Rosen B (1976) Implications of drug treatment for the social rehabilitation of schizophrenic patients. Schizophrenia Bulletin 2:454-462

Engelhardt DM, Rosen B, Feldman J, Engelhardt JAZ, Cohen P (1982) A 15-year follow-up of 646 schizophrenic outpatients. Schizophrenia Bulletin 8:493-503

Erickson RC, Paige AB (1973) Fallacies in using length-of-stay and return rates as measures of success. Hospital and Community Psychiatry 24:559-561

Evans JR, Goldstein MJ, Rodnick EH (1973) Premorbid adjustment, paranoid diagnosis, and remission. Archives of General Psychiatry 28:666-672

Falloon IR, Marshall GN, Boyd JL, Razani J, WoodSiverio C (1983) Relapse in schizophrenia: A review of the concept and its definitions. Psychological Medicine 13:469-477

Feigelson EB, Davis EB, Mackinnon R, Shands HC, Schwartz CC (1978) The decision to hospitalize. American Journal of Psychiatry 135:354-357

Feldman JJ (1960) The household interview survey as a technique for the collection of morbidity data. Journal of Chronic Disease 11:535-557

Fisher T, Nackman N, Vyas A (1973) Aftercare in a family agency. Social Casework 54:131-146

Franklin JL, Kittredge LD, Thrasher JH (1975) A survey of factors related to mental hospital readmissions. Hospital and Community Psychiatry 26:749-751

Freeman H, Simmons O (1963) The mental patient comes home. Wiley, New York

Freyhan FH (1958) Eugen Bleuler's concept of the group of schizophrenias at mid-century. American Journal of Psychiatry 114:769-779

Gaensslen H, Schubö W (1973) Einfache und komplexe statistische Analyse. Reinhardt Verlag, München/Basel

Galbraith DA, Love EJ, Hobbs GE (1972) Factors related to outcome in schizophrenia. Canadian Psychiatric Association Journal 17:99-106

Garonne G, Schalcher D, Vez A, Cortesi G, Lamuniere MC (1975) Die chronischen Psychotiker in unserer Gesellschaft. In: Battegay R, Pfister-Ammende M, Burner M, Labhardt F, Luban-Plozza B (Hrsg). Aspekte der Sozialpsychiatrie und Psychohygiene. Huber, Bern, 136-145

Geller MP (1982) The "revolving door": A trap or a life style ? Hospital and Community Psychiatry 33:388-389

Gibbons J, Jennings C, Wing JK (1984) Psychiatric care in eight register areas, 1976-1981. Fareham, Psychiatric Case Register, Knowle Hospital

Giel R (1986) Care of chronic mental patients in the Netherlands. Social Psychiatry 21:25-32

Glick ID, Hargreaves WA, Drues J (1976) Short vs long hospitalization: A prospective controlled study. IV. One-year follow-up results for schizophrenic patients. American Journal of Psychiatry 133:509-514

Gmür M (1986) Schizophrenieverlauf und Entinstitutionalisierung. Enke, Stuttgart

Goldman HH, Gattozzi AA, Taube CA (1981) Defining and counting the chronically mentally ill. Hospital and Community Psychiatry 32:21-27

Goldstein JM, Caton CLM (1983) The effects of the community environment on chronic psychiatric patients. Psychological Medicine 13:193-199

Greenblatt M, Glazier E (1975) The phasing out of mental hospitals in the United States. American Journal of Psychiatry 132:1135-1140

Gruenberg EM, Pepper B (1985) Definition of the terms 'chronic', 'disorder', 'disability', and 'patient'. In: Radebaugh TS, Gruenberg EM, Kramer M, Cooper B (eds) The chronically mentally ill: An international perspective. Proceedings der 'WPA Conference on the Chronically Mentally Ill - An International Perspective', Johns Hopkins University, Baltimore, May 10-13 (unveröffentlichtes Manuskript)

Gunderson J, Autry J, Mosher LR (1974) Special report: Schizophrenia. Schizophrenia Bulletin 9:16-54

Gurel L (1966a) Release and community stay criteria in evaluating psychiatric treatment. In: Hoch PH, Zubin J (eds). Psychopathology of schizophrenia. Grune and Stratton, New York, 527-552

Gurel L (1966b) Release and community stay in chronic schizophrenia. American Journal of Psychiatry 122:892-899

Gurel L, Lorei TW (1972) Hospital and community ratings of psychopathology as predictors of employment and readmission. Journal of Consulting and Clinical Psychology 39:286-291

Häfner H (1965) Dringliche Reformen in der psychiatrischen Krankenversorgung der Bundesrepublik. Helfen und heilen 4:1-8

Häfner H (1970) Die Psychiatrie in der Gemeinde. Eigenverlag des Deutschen Vereins für öffentliche und private Fürsorge, 421-444

Häfner H (1971) Leitlinien für eine Modernisierung der psychiatrischen Krankenversorgung in der Bundesrepublik Deutschland. Archiv für Wissenschaft und Praxis der sozialen Arbeit 2:1-13

Häfner H (1979) Die Geschichte der Sozialpsychiatrie in Heidelberg. In: Janzarik W (Hrsg) Klinische Psychologie und Psychopathologie / Bd.8: Psychopathologie als Grundlagenwissenschaft. Enke Verlag, Stuttgart, 145-160

Häfner H (1985) Changing patterns of mental health care. Acta psychiatrica scandinavica 71, Suppl. 319, 151-164

Häfner H, Gebhardt H, Klug J (1983) Brauchen wir noch Betten für psychisch Kranke bei hinreichender Vor- und Nachsorge ? In: Siedow H (Hrsg). Standorte der Psychiatrie / Bd.3: Auflösung der psychiatrischen Großkrankenhäuser. Urban und Schwarzenberg, München/Wien

Häfner H, an der Heiden W (1982) Evaluation gemeindenaher Versorgung psychisch Kranker. Archiv für Psychiatrie und Nervenkrankheiten 232:71-95

Häfner H, an der Heiden W (1983) The impact of a changing system of care on patterns of utilization by schizophrenics. Social Psychiatry 18:153-160

Häfner H, an der Heiden W (1984) Evaluation von Veränderungen in einem psychiatrischen Versorgungssystem. In: Baumann U (Hrsg). Psychotherapie: Makro-/Mikroperspektiven. Hogrefe, Göttingen/Toronto, 52-72

Häfner H, an der Heiden W, Buchholz W, Bardens R, Klug J, Krumm B (1986) Organisation, Wirksamkeit und Wirtschaftlichkeit komplementärer Versorgung Schizophrener. Nervenarzt 57:214-226

Häfner H, Klug J (1980) First evaluation of the Mannheim community mental health service. Acta psychiatrica scandinavica 62, Suppl. 285, 68-78

Häfner H, Klug J (1980) Wissenschaftliche Begleitung der Entwicklung einer gemeindenahen psychiatrischen Versorgung in Mannheim. In: Haase H-J (Hrsg). Bürgernahe Psychiatrie im Wirkungsbereich des psychiatrischen Krankenhauses. Perimed Fachbuch, Erlangen, 23-58

Häfner H, Klug J (1982) The impact of an expanding community mental health service on patterns of bed usage: Evaluation of a four-year period of implementation. Psychological Medicine 12:177-190

Häfner H, Pfeifer-Kurda M (1986) The impact of data protection laws on the Mannheim case register. In: ten Horn GHMM, Giel R, Gulbinat WH, Henderson JH (eds). Psychiatric case registers in public health. Elsevier, Amsterdam/New York, 366-371

Hailey AM (1971) Long-stay psychiatric inpatients: A study based on the Camberwell register. Psychological Medicine 1:128-142

an der Heiden W., Klug J (1980) An integrated record system for the observation of the demand for medical and social aftercare as a basis for organizing extramural services. Acta psychiatrica scandinavica 62, Suppl. 285, 54-59

an der Heiden W., Krumm B (1985) Does outpatient treatment reduce hospital stay in schizophrenics ? European Archives of Psychiatry and Neurological Sciences 234:26-31

Herz MI, Endicott J, Spitzer RL (1971) Day versus inpatient hospitalization: A controlled study. American Journal of Psychiatry 127:1371-1382

Herz MI, Endicott J, Spitzer RL (1977) Brief hospitalization: A two-year follow-up. American Journal of Psychiatry 134:502-507

Herz MI, Melville C (1980) Relapse in schizophrenia. American Journal of Psychiatry 137:801-805

Hirsch SR, Gaind R, Rohde PD, Stevens BC, Wing JK (1973) Outpatient maintenance of chronic schizophrenic patients with longacting fluphenacine: double-blind placebo trial. British Medical Journal 17:633-637

Hirsch SR, Platt S, Knights A, Weyman A (1979) Shortening hospital stay for psychiatric care: Effect on patients and their families. British Medical Journal 1:442-446

Hodapp V (1984) Analyse linearer Kausalmodelle. Huber, Bern/Stuttgart

Hogarty GE (1977) Treatment and the course of schizophrenia. Schizophrenia Bulletin 3:587-599

Hogarty GE, Goldberg SC (1973) Drug and sociotherapy in the aftercare of schizophrenic patients. Archives of General Psychiatry 28:54-64

Hogarty GE, Goldberg SC, Schooler NR (1974a) Drug and sociotherapy in the aftercare of schizophrenic patients. II. Two-year relapse rates. Archives of General Psychiatry 31:603-608

Hogarty GE, Goldberg SC, Schooler NR (1974b) Drugs and sociotherapy in the aftercare of schizophrenic patients. III. Adjustment of nonrelapsed patients. Archives of General Psychiatry 31:609-618

ten Horn, GHMM, Giel R, Gulbinat WH, Henderson JH (1986) Psychiatric case registers in public health. Elsevier, Amsterdam/New York

Hornstra RK, McPartland TS (1963) Aspects of psychiatric aftercare. International Journal of Social Psychiatry 9:135-142

Huber G (1981) Psychiatrie. Systematischer Lehrtext für Studenten und Ärzte. Schattauer, Stuttgart/New York

Huber G, Gross G, Schüttler R (1979) Schizophrenie. Eine verlaufs- und sozialpsychiatrische Langzeitstudie. Springer, Berlin/Heidelberg

Iversen LL, Iversen SD, Snyder SH (1978) Handbook of Psychopharmacology. Vol.10: Neuroleptics and schizophrenia. Plenum Press, New York/London

Johnson G, Fox J, Schaefer HH, Ishikawa W (1971) Predicting rehospitalization from community placement. Psychological Reports 29:475-478

Joint Commission on Mental Illness and Health (1961) Action for mental health. Science Editions, New York

Joseph B, Ryan CF, Boudreault TU (1981) Evaluating the impact of a continuity-of-care program on discharged inpatients. Hospital and Community Psychiatry 32:574-575

Joyce PR, Khan A, Jones AV (1981) The revolving door patient. Comprehensive Psychiatry 22:397-403

Kalbfleisch JD, Prentice RL (1980) The statistical analysis of failure time data. Wiley, New York

Katkin S, Zimmermann V, Rosenthal J, Ginsburgh M (1975) Using volunteer therapists to reduce hospital readmissions. Hospital and Community Psychiatry 26:151-153

Katschnig H (1977) Die andere Seite der Schizophrenie. Urban und Schwarzenberg, München/Wien

Keenan B (1975) Designing mental health studies: The pragmatics of nonexperimental design. Hospital and Community Psychiatry 26:739-740

Kelley FE (1964) Relatives' attitude and outcome of schizophrenia. Archives of General Psychiatry 10:389-394

Kenny DA (1979) Correlation and causality. Wiley, New York

Kerlinger FN (1973) Foundations of behavioral research. Holt, Rinehart and Winston, New York

Kirk SA (1976) Effectiveness of community services for discharged mental hospital patients. American Journal of Orthopsychiatry 46:646-659

Kirk SA (1977) Who gets aftercare ? A study of patients discharged from state hospitals in Kentucky. Hospital and Community Psychiatry 28:109-114

Kirk SA, Therrien ME (1975) Community mental health myths and the fate of former hospitalized patients. Psychiatry 38:209-217

Kitzig P (1983) Chronisch psychisch krank zu sein: Was das wohl ist ? Psycho 9:442-446

Kraak B (1966) Zum Problem der Kausalität in der Psychologie. Psychologische Beiträge 9:413-432

Lamb R (1981) What did we really expect from deinstitutionalization ? Hospital and Community Psychiatry 32:105-109

Lamb R, Goertzel V (1972) High expectations of long-term ex-state hospital patients. American Journal of Psychiatry 129:471-475

Lamb R, Goertzel V (1977) The long-term patient in the era of community treatment. Archives of General Psychiatry 34:679-682

Langsley DG, Machotka P, Flomenhaft K (1971) Avoiding mental hospital admission: A follow-up study. American Journal of Psychiatry 127:1391-1394

Leff J (1981) The interaction of social and pharmacological treatments. In: Wing JK, Kielholz P, Zinn WM (eds). Rehabilitation of patients with schizophrenia and with depressions. Huber, Bern, 22-36

Leff J, Kuipers L, Berkowitz R, Vaughn C, Sturgeon D (1983) Life events, relatives' expressed emotion and maintenance neuroleptics in schizophrenic relapse. Psychological Medicine 13:799-806

Leff J, Wing JK (1971) Trial of maintenance therapy in schizophrenia. British Medical Journal 3:599-604

Linn MW, Klett CJ, Caffey EM (1982) Relapse of psychiatric patients in foster care. American Journal of Psychiatry 139:778-783

Lorei TW (1964) Prediction of length of stay out of the hospital for released psychiatric patients. Journal of Consulting and Clinical Psychology 28:358-363

Lorei TW, Gurel L (1972) Use of a biographical inventory to predict schizophrenics' post-hospital employment and readmission. Journal of Consulting and Clinical Psychology 38:238-243

Malm U, May PRA, Dencker SJ (1981) Evaluation of the quality of life of the schizophrenic outpatient - a checklist. Schizophrenia Bulletin 7:477-487

Mannino FV, Shore MF (1974) Family structure, aftercare, and post-hospital adjustment. American Journal of Orthopsychiatry 44:76-85

Markson EW (1976) Evaluation of patient outcome: An overview of approaches. In: Markson EW, Allen DF (eds). Trends in mental health evaluation. Lexington Books, Lexington/Toronto, 71-81

May PRA (1968) Treatment and schizophrenia. Science House, New York

May PRA, Simpson GM (1980) Schizophrenia: Evaluation of treatment methods. In: Kaplan HI, Freedman AM, Sadock BJ (eds). Comprehensive textbook of psychiatry /III, Vol.II. Williams and Wilkins, Baltimore

May PRA, Simpson GM (1984) Schizophrenie: Beurteilung des Behandlungserfolges. In: Freedman AM, Kaplan HI, Sadock BJ, Peters UH (Hrsg). Psychiatrie in Praxis und Klinik. Bd.1: Schizophrenie / affektive Erkrankungen / Verlust und Trauer, Thieme, Stuttgart/New York, 203-259

May PRA, Tuma AH (1964) Choice of criteria for the assessment of treatment outcome. Journal of Psychiatric Research 2:199-209

May PRA, Tuma AH, Dixon WJ (1976) Schizophrenia - A follow-up study of results of treatment. I. Design and other problems. Archives of General Psychiatry 33:474-478

May PRA, Tuma AH, Dixon WJ (1981) Schizophrenia. A follow-up study of the results of five forms of treatment. Archives of General Psychiatry 38:776-784

May PRA, Tuma AH, Yale C, Potepan P, Dixon WJ (1976) Schizophrenia - A follow-up study of results of treatment. II. Hospital stay over two to five years. Archives of General Psychiatry 33:481-486

Mayer JE, Hotz M, Rosenblatt A (1973) The readmission patterns of patients referred to aftercare clinics. Journal of the Bronx State Hospital 1:180-188

McCranie EW, Mitzell TA (1978) Aftercare for psychiatric patients: Does it prevent rehospitalization ? Hospital and Community Psychiatry 29:584-587

McEvoy JP, Howe AC, Hogarty GE (1984) Differences in the nature of relapse and subsequent inpatient course between medication-compliant and noncompliant schizophrenic patients. Journal of Nervous and Mental Disease 172:412-416

McInnis T, Kitson L (1977) Process evaluation in mental health systems. International Journal of Mental Health 5:58-72

McKinlay J (1972) Some approaches and problems in the use of services: An overview. Journal of Health and Social Behavior 13:115-142

McNees MP, Hannah JT, Schnelle JF, Bratton KM (1977) The effects of aftercare programs on institutional recidivism. Journal of Community Psychology 5:128-133

Mechanic D (1978) Alternatives to mental hospital treatment: A sociological perspective. In: Stein LI, Test MA (eds). Alternatives to mental hospital treatment. Plenum Press, New York/London, 309-320

Mendel WM, Rapport S (1963) Outpatient treatment for chronic schizophrenic patients. Archives of General Psychiatry 8:100-106

Meyerson AT, Herman GS (1983) What's new in aftercare ? A review of recent literature. Hospital and Community Psychiatry 34:333-342

Mezey AG, Evans E (1968) Towards chronic mental illness. British Journal of Psychiatry 114:1399-1405

Mezzich JE, Coffman GA (1985) Factors influencing length of hospital stay. Hospital and Community Psychiatry 36:1162-1170

Mezzich JE, Evanczuk KJ, Mathias RJ, Coffman GA (1984) Symptoms and hospitalization decisions. American Journal of Psychiatry 141:764-769

Miller D (1967) Retrospective analysis of post-hospital mental patients' worlds. Journal of Health and Social Behavior 8:136-140

Möller H-J, Werner-Eilert K, Wüschner-Stockheim M, von Zerssen D (1982) Fünf-Jahres-Katamnese an Patienten mit schizophrenen und verwandten Psychosen. In: Heinrich K (Hrsg). Der Schizophrene außerhalb der Klinik. Huber, Bern/Stuttgart, 107-132

Mosher LR, Keith SJ (1979) Research on the psychosocial treatment of schizophrenia: A summary report. American Journal of Psychiatry 136:623-631

Mosher LR, Keith SJ (1980) Psychosocial treatment: Individual, group, family, and community support approaches. Schizophrenia Bulletin 6:10-41

Mosher LR, Menn AZ (1978) Community residential treatment for schizophrenia: Two-year follow-up. Hospital and Community Psychiatry 29:715-723

Mosher LR, Menn AZ, Matthews SM (1975) Soteria: Evaluation of a home-based treatment for schizophrenia. American Journal of Orthopsychiatry 45:455-467

134

Müller C (1976) Die Entwicklung vom Großspital zur gemeindenahen Psychiatrie. Ein Beispiel. Nervenarzt 47:295-299

Neefinger GG (1981) Partial hospitalization: An overview. Journal of Community Psychology 9:262-269

Nuehring EM, Thayer JH, Ladner RA (1980) On the factors predicting rehospitalization among two state mental hospital patient populations. Administration in Mental Health 7:247-270

O'Brian CP, Hamm KB, Ray BA, Pierce JF, Luborsky L, Mintz J (1972) Group vs. individual psychotherapy with schizophrenics: A controlled outcome study. Archives of General Psychiatry 27:474-478

Orlinsky N, d'Elia E (1964) Rehospitalization of the schizophrenic patient. Archives of General Psychiatry 10:47-54

Ozarin LD (1976) Community alternatives to institutional care. American Journal of Psychiatry 133:69-72

Pasamanick B, Scarpitti F, Dinitz S (1967) Schizophrenics in the community: An experimental study in the prevention of hospitalization. Appleton-Century-Crofts, New York

Paul GL (1969) Chronic mental patients: Current status - future directions. Psychological Bulletin 71:81-94

Pokorny AD, Kaplan HB, Lorimor RJ (1983) Effects of diagnosis and treatment history on relapse of psychiatric patients. American Journal of Psychiatry 140:1598-1601

Pokorny AD, Thornby J, Kaplan HW, Ball D (1976) Prediction of chronicity in psychiatric patients. Archives of General Psychiatry 33:932-937

Pschyrembel W (1982) Klinisches Wörterbuch mit klinischen Syndromen. de Gruyter, Berlin/New York

Purvis S, Miskimins R (1970) Effects of community follow-up on post-hospital adjustment of psychiatric patients. Community Mental Health Journal 6:374-382

Rabiner CJ, Lurie A (1974) The case for psychiatric hospitalization. American Journal of Psychiatry 131:761-764

Riedell H (1980) Die nachstationäre Behandlung schizophrener Patienten. Psychotherapie, medizinische Psychologie 30:22-35

Rollin HR (1977) 'De-institutionalization' and the community: Fact and theory. Psychological Medicine 7:181-184

Rosenblatt A, Mayer JE (1974) The recidivism of mental patients: A review of past studies. American Journal of Orthopsychiatry 44:697-706

Sarris V (1967) Zum Problem der Kausalität in der Psychologie. Ein Diskussionsbeitrag. Psychologische Beiträge 10:173-186

Schipperges H (1975) Psychiatrische Konzepte und Einrichtungen. In: Kisker KP, Meyer J-E, Müller C, Strömgren E (Hrsg). Psychiatrie der Gegenwart, Bd.III/2. Springer, Berlin/ Heidelberg, 1-38

135

Schooler NR, Levine J, Severe JB, Brauzer B, DiMascio A, Klerman GL, Tuason VB (1980) Prevention of relapse in schizophrenia. An evaluation of Fluphenazine Decanoate. Archives of General Psychiatry 37:16-24

Schulberg HC, Bromet E (1981) Strategies for evaluating the outcome of community services for the chronically mentally ill. American Journal of Psychiatry 138:930-935

Serban G (1980) Adjustment of schizophrenics in the community. MTP Press Limited, Lancaster

Serban G, Gidynsky CB (1975) Differentiating criteria for acute-chronic distinction in schizophrenia. Archives of General Psychiatry 32:705-711

Serban G, Thomas A (1974) Attitudes and behaviors of acute and chronic schizophrenic patients regarding ambulatory treatment. American Journal of Psychiatry 131:991-995

Sheldon A (1964) An evaluation of psychiatric aftercare. British Journal of Psychiatry 10:662-667

Simmons WR, Bryant EE (1962) An evaluation of hospitalization data from the health interview survey. American Journal of Public Health 52:1638-1647

Solomon P, Davis J, Gordon B (1984) Discharged state hospital patients' characteristics and use of aftercare: Effect on community tenure. American Journal of Psychiatry 141:1566-1570

Solomon P, Doll W (1979) The varieties of readmission: The case against the use of recidivism rates as a measure of program effectiveness. American Journal of Orthopsychiatry 49:230-239

Stein LI, Test MA, Marx AJ (1975) Alternative to the hospital: A controlled study. American Journal of Psychiatry 132:517-522

Strauss JS, Carpenter WT (1972) The prediction of outcome in schizophrenia. I. Characteristics of outcome. Archives of General Psychiatry 27:739-746

Strauss JS, Carpenter WT (1974) The prediction of outcome in schizophrenia. II. Relationship between predictor and outcome variables. Archives of General Psychiatry 31:37-42

Suchman EA (1966) A model for research and evaluation on rehabilitation. In: Sussmann B (eds). Sociology and rehabilitation. American Sociological Association, Washington, 52-70

Suchman EA (1967) Evaluative research. Princples and practice in public health service and social action programs. Russell Sage Foundation, New York

Sue S, McKinney H, Allen DB (1976) Predictors of the duration of therapy for clients in the community mental health center system. Community Mental Health Journal 12:365-375

Talbott JA (1979) Care of the chronically mentally ill - Still a national disgrace. American Journal of Psychiatry 136:688-689

Talbott JA (1980) Toward a public policy on the chronic mentally ill patient. American Journal of Orthopsychiatry 50:43-53

Tantam D, Klerman G (1979) Patient transfer from one clinician to another and dropping-out of out-patient treatment. Social Psychiatry 14:107-113

Tessler R, Mason JH (1979) Continuity of care in the delivery of mental health services. American Journal of Psychiatry 136:1297-1301

Test MA, Stein LI (1978a) Training in community living: Research design and results. In: Stein LI, Test MA (eds). Alternatives to mental hospital treatment. Plenum Press, New York/London, 57-74

Test MA, Stein LI (1978b) Community treatment of the chronic patient: Research overview. Schizophrenia Bulletin 4:350-364

Test MA, Stein LI (1978c) The clinical rationale for community treatment: A review of the literature. In: Stein LI, Test MA (eds). Alternatives to mental hospital treatment. Plenum Press, New York/London, 3-22

Vaughn CE, Leff JP (1976a) The measurement of expressed emotion in the families of psychiatric patients. British Journal of Social and Clinical Psychology 15:157-165

Vaughn CE, Leff JP (1976b) The influence of family and social factors on the course of psychiatric illness: A comparison of schizophrenic and depressed neurotic patients. British Journal of Psychiatry 129:125-137

Vetter P (1985) Die Rehabilitation psychisch Behinderter in Wohngemeinschaften und ihr Einfluß auf die Hospitalisierungsdauer. Nervenarzt 56:359-364

Vitale JH, Steinbach M (1965) The prevention of relapse of chronic mental patients. International Journal of Social Psychiatry 11:85-95

Wallace CJ, Nelson CJ, Liberman RP, Aitchison RA, Lukoff D, Elder JP, Ferris C (1980) A review and critique of social skills training with schizophrenic patients. Schizophrenia Bulletin 6:42-63

Washburn S, Vannicelli M, Longabaugh R, Sheff B-J (1976) A controlled comparison of psychiatric day treatment and inpatient hospitalization. Journal of Consulting and Clinical Psychology 44:665-675

Weiner S, Place D, Ahmed P (1974) A report on the closing of a state hospital. Administration in Mental Health (Summer) 13-20

Weinstein AS, DiPasquale D, Winsor F (1973) Relationship between length of stay in and out of the New York state mental hospitals. American Journal of Psychiatry 130:904-909

Wing JK (1978) Schizophrenia. Towards a new synthesis. Academic Press, New York

Wing JK, Brown GW (1970) Institutionalism and schizophrenia. Cambridge University Press, London

Wing JK, Cooper JE, Sartorius N (1974) Measurement and classification of psychiatric symptoms. Cambridge University Press, London

Wing JK, Cooper JE, Sartorius N (1982) Die Erfassung und Klassifikation psychiatrischer Symptome. Deutsche Bearbeitung M. von Cranach. Beltz, Weinheim/Basel

Wing JK, Fryers T (1976) Psychiatric services in Camberwell and Salford: Statistics from the Camberwell and Salford psychiatric registers 1964-1974. M.R.C. Social Psychiatry Unit, London, and Department of Community Medicine, Manchester

Wing JK, Hailey AM (1972) Evaluating a community psychiatric service. Oxford University Press, London

Wing JK, Nixon J, Mann SA, Leff JP (1977) Reliability of the PSE (ninth edition) used in a population survey. Psychological Medicine 7:505-516

Winston A, Pardes H, Papernik D, Breslin D (1977) Aftercare of psychiatric patients and its relation to rehospitalization. Hospital and Community Psychiatry 28:118-121

Witte EH (1980) Signifikanztest und statistische Inferenz. Enke, Stuttgart

Wolkon GH (1970) Characteristics of clients and continuity of care into the community. Community Mental Health Journal 6:215-221

Wolkon GH, Karmen M, Tanaka HT (1971) Evaluation of a social rehabilitation program for recently released psychiatric patients. Community Mental Health Journal 7:312-322

World Health Organization (1973) The development of comprehensive mental health services in the community. Report on a conference, Peebles, Scotland, 24-30 May 1972. EURO 5454 I, Copenhagen

Wundt W (1896) Grundriß der Psychologie. Engelmann, Leipzig

Zentralinstitut Für Seelische Gesundheit (1984) Tätigkeitsbericht 1982-1983. Zi, Mannheim

Zimmermann E (1972) Das Experiment in den Sozialwissenschaften. Teubner, Stuttgart

Anhang I

23 Studien zur Wirksamkeit extramuraler Versorgung

Zur besseren Vergleichbarkeit werden zu jeder Studie die folgenden Merkmale aufgeführt:

1. *Autor(en) und Jahr der Veröffentlichung*, auf die sich die Analyse stützt: die Reihenfolge der Darstellung folgt der alphabetischen Ordnung.

2. *Designtyp*: hierbei wird unterschieden zwischen Untersuchungen, die auf der Beobachtung der 'natürlichen' Inanspruchnahme einer Einrichtung basieren (naturalistisches Design) und solchen Untersuchungen, bei denen die Patienten den Behandlungsmaßnahmen per Zufall zugewiesen werden ('random'-Zuweisung). Auf die in der Literatur übliche Kennzeichnung des zweiten Designtypes als 'experimentell' oder 'quasi-experimentell' wird verzichtet, da die neben der Zufallzuweisung notwendigen Kriterien experimentellen Vorgehens (Edwards, 1970; Campbell und Stanley, 1966) aufgrund der verfügbaren Informationen in der Regel nicht kontrollierbar sind.

3. *Untersuchte Einrichtung*.

4. *Operationalisierung der Wirkvariablen* (unabhängige Variable): gewöhnlich wird die Wirkvariable bereits bei der Erfassung oder aber zur methodischen Verarbeitung in einige wenige Kategorien gruppiert. Es wird die der statistischen Verarbeitung zugrunde liegende Operationalisierung der unabhängigen Variablen beschrieben.

5. *Outcome-Kriterien*: Operationalisierung der abhängigen Variablen.

6. *Beschreibung der Untersuchungspopulation*.

7. *Ausschlußkriterien*.

8. *Zahl der untersuchten Patienten*; bei der Mehrzahl der Studien werden zwei Zahlen genannt: Anzahl der Patienten bei Untersuchungsbeginn (in Klammer) / Anzahl der Patienten, die

nach Abzug der 'drop-outs' für die statistische Analyse zur Verfügung stehen.

9. *Prozentualer Anteil schizophrener Patienten an der Untersuchungspopulation.*

10. *Länge des Beobachtungszeitraumes.*

11. *Ergebnisse:* Die Darstellung beschränkt sich auf den Teil der Ergebnisse, der die Auswirkungen auf das Outcome-Kriterium der stationären Wiederaufnahme / Behandlungsbedürftigkeit zum Inhalt hat. Sofern für die Interpretation von besonderer Bedeutung, werden an dieser Stelle auch die Analyse-Methoden kurz beschrieben.

1. *Anthony und Buell (1973)*

2. naturalistisch

3. 'aftercare-clinics' (medikamentöse Behandlung; Beratung) / USA

4. Vergleich einer Patientengruppe mit mindestens einmaligem Kontakt zu den Nachsorgeeinrichtungen mit einer Patientengruppe ohne Kontakt

5. stationäre Wiederaufnahme; Beschäftigungsstatus

6. Patienten nach der Entlassung aus einem psychiatrischen Krankenhaus

7. geistige Behinderung; Alkoholismus; organischer Hirnschaden; Patienten, die nach der stationären Behandlung unmittelbar in ein Pflegeheim oder in das Gefängnis kommen

8. (91) 79

9. unbekannt

10. 6 Monate

11. der Anteil an Wiederaufnahmen ist in der Gruppe mit Nachsorge geringer als in der Gruppe ohne Nachsorge; in einer Regressionsanalyse leistet die 'Nachsorge-Variable' einen signifikanten Beitrag zur Varianzaufklärung des Outcome-Kriterium 'stationäre Wiederaufnahme

---

1. *Beard et al. (1963)*

2. 'random'-Zuweisung

3. Rehabilitationseinrichtung (soziales Training; Arbeitstraining; Freizeitaktivitäten) / New York

4. Vergleich einer Patientengruppe der Reha-Einrichtung mit einer Kontrollgruppe, die 'traditionell' extramural versorgt wird

5. stationäre Wiederaufnahme

6. Patienten mit Erstkontakt in der Reha-Einrichtung, deren letzte stationäre Behandlung mindestens zwei Monate andauerte und max. vier Monate zurückliegt; Wohnsitz im Einzugsbereich der Einrichtung

7. Drogensucht; Alkoholismus; Homosexualität; Epilepsie; Straffälligkeit

8. 352

9. 75%

10. 3 - 24 Monate

11. die Wiederaufnahmeraten zu verschieden Zeitpunkten im Follow-up-Zeitraum sind in der 'Reha-Gruppe' durchgängig niedriger als in der Kontrollgruppe

---

1.	*Beard et al. (1978)*
2.	'random'-Zuweisung
3.	Rehabilitationseinrichtung (soziales Training; Arbeitstraining; Freizeitaktivitäten) / New York
4.	Vergleich einer Patientengruppe der Reha-Einrichtung mit einer Kontrollgruppe, die 'traditionell' extramural versorgt wird
5.	stationäre Wiederaufnahme; Zeitintervall bis zur stationären Wiederaufnahme; Gesamtdauer stationärer Behandlung im Beobachtungszeitraum
6.	Patienten der Reha-Einrichtung, deren letzte stationäre Behandlung max. vier Monate zurückliegt
7.	unbekannt
8.	(74) 72
9.	ca. 90%
10.	60 Monate
11.	die Wiederaufnahmeraten in der 'Reha-Gruppe' sind zu verschiedenen Zeitpunkten (6/12/18/24/60 Monate) nach Untersuchungsbeginn niedriger als in der Kontrollgruppe; während der ersten 24 Monate sind die Unterschiede signifikant; für die Patienten der 'Reha-Gruppe' ist das Zeitintervall bis zur stationären Wiederaufnahme im Mittel signifikant länger als für die Patienten der Kontrollgruppe; letztere verbringen im Durchschnitt auch mehr Zeit im Krankenhaus

1.   *Bosch und Pietzker (1975)*

2.   naturalistisch

3.   niedergelassene Nervenärzte (und Ärzte für Allgemeinmedizin) / BRD

4.   Vergleich von Patienten mit unterschiedlicher quantitativer und qualitativer Versorgung durch einen Nervenarzt und Patienten ohne nervenärztliche Versorgung

5.   stationäre Wiederaufnahme

6.   alle aus stationärer Behandlung entlassenen schizophrenen Patienten in zwei unterschiedlichen Regionen (Großstadt versus ländlich-kleinstädtische Region)

7.   unbekannt

8.   300

9.   100%

10.   12 Monate

11.   die Wiederaufnahmerate bei Patienten ohne nervenärztliche Betreuung ist höher (37%) als bei den mindestens einmalig nervenärztlich versorgten Patienten (29%); bei durchgängiger Betreuung (mindestens einmal monatlich) sinkt sie auf 25%; erfolgt neben der kontinuierlichen medikamentösen Versorgung auch Beratung, liegt die Rate bei 17%

1. *Byers et al. (1979*; vgl. auch Byers et al., 1978; Byers und Cohen, 1979)

2. naturalistisch

3. Community Mental Health Center (Hausbesuche durch Mitarbeiter) / West-Virginia

4. durchschnittliche monatliche Kontakthäufigkeit; durchschnittliche monatliche Kontaktzeit; durchschnittliche Kosten der Betreuung; Berufszugehörigkeit des Betreuers

5. stationäre Wiederaufnahme; Länge des Aufenthaltes in der Gemeinde bis zur ersten Wiederaufnahme; Gesamtzahl der Tage außerhalb des Krankenhauses im Follow-up-Zeitraum

6. Patienten, die nach der Entlassung aus einem psychiatrischen Krankenhaus (state hospital) Nachsorge durch Mitarbeiter eines CMHC erhalten

7. Alkoholismus

8. 79

9. unbekannt

10. 12 Monate

11. kein signifikanter Einfluß der Variablen ambulanter Versorgung auf Wiederaufnahmewahrscheinlichkeit und Länge des Aufenthaltes in der Gemeinde (schrittweise multiple Regressionsanalyse), bei Einbeziehung von 31 Variablen aus den Bereichen Soziodemographie, soziale Beziehungen, stationäre Behandlung, Lebensverhältnisse u.ä.

1.	*Christensen (1974)*
2.	naturalistisch
3.	psychiatrische Ambulanz (outpatient department) / Dänemark
4.	Vergleich von Patienten mit vs ohne stationäre Wiederaufnahme im Follow-up-Zeitraum; Nachsorgevariable als dichotomes Ereignis: Kontakt vs kein Kontakt
5.	stationäre Wiederaufnahme; klinischer Status
6.	stationäre Aufnahmen (nur männliche Patienten) in einem psychiatrischen Krankenhaus mit Einweisungsdiagnose Schizophrenie
7.	schizophrenieforme Psychose; 'pseudo-neurotische Fälle'; Patienten mit Überweisungen oder Wiederaufnahmen in andere stationäre Einrichtungen im Follow-up-Zeitraum
8.	(459) 119
9.	100%
10.	60 Monate
11.	unter den Wiederaufnahmen im Follow-up-Zeitraum gibt es einen höheren Anteil von Patienten, die zuvor Kontakt mit der psychiatrischen Ambulanz haben

1.	*Claghorn und Kinross-Wright (1971)*
2.	'random'-Zuweisung
3.	'aftercare clinic' (Pharmakotherapie; Beratung) in Houston / Texas
4.	Vergleich einer Patientengruppe mit Kontakt zur Nachsorgeeinrichtung mit einer Kontrollgruppe ohne Kontakte zu dieser Einrichtung
5.	stationäre Wiederaufnahme
6.	Patienten nach der Entlassung aus stationärer Behandlung
7.	unbekannt
8.	781
9.	100%
10.	24 Monate
11.	nach 6/12/18/24 Monaten ist die Rate der Wiederaufnahmen in der Nachsorgegruppe signifikant niedriger als in der Kontrollgruppe (Chi^2-Test)

1. *Cottman und Mezey (1976)*

2. naturalistisch

3. ambulanter psychiatrischer Dienst / Sozialdienst / niedergelassener Allgemeinarzt in Middlesex / England

4. Patienten werden in Abhängigkeit von der Kontakthäufigkeit mit den drei genannten Diensten in je zwei Gruppen eingeteilt (high vs low user) und hinsichtlich der Outcome-Kriterien miteinander verglichen

5. Häufigkeit stationärer Wiederaufnahmen; Gesamtdauer stationärer Behandlung; klinisches Zustandsbild; Beschäftigungsstatus

6. erstmals stationär behandelte Patienten nach der Entlassung aus der psychiatrischen Abteilung eines Allgemeinkrankenhauses; Alter zwischen 15 und 59 Jahren; Wohnort im Einzugsbereich des Krankenhauses

7. Patienten mit Verdachtsdiagnose; Patienten, die nach der Entlassung mit ihrem Wohnsitz den Einzugsbereich des Krankenhauses verlassen

8. (56) 41

9. (100%: Schizophrenie; paranoide Syndrome; Kindbettpsychose; schizo-affektive Erkrankung)

10. 54 - 102 Monate

11. Patienten mit 'hoher' Inanspruchnahme (18-56 Kontakte) des ambulanten psychiatrischen Dienstes haben mehr Wiederaufnahmen, verbringen einen höheren Anteil des Follow-up-Zeitraumes im Krankenhaus und haben zum Ende des Beobachtungszeitraumes mehr Symptome als Patienten mit geringer Inanspruchnahme (0-15 Kontakte)

1.	*Dincin und Witheridge (1982)*
2.	'random'-Zuweisung
3.	Rehabilitationseinrichtung ('comprehensive treatment') mit Schwerpunkten im beruflichen und sozialen Bereich; Chicago / Illinois
4.	Vergleich einer Patientengruppe, die am Rehabilitationsprogramm teilnimmt, mit einer Kontrollgruppe, die 'traditionell' versorgt wird ('supportive treatment')
5.	Häufigkeit stationärer Wiederaufnahmen; Zeitintervall bis zur Wiederaufnahme; Verweildauer im Krankenhaus
6.	Patienten, die vor der Aufnahme in die Reha-Einrichtung stehen (i.d.R. mehrfach stationär behandelt)
7.	Suchtkranke; geistig Behinderte; Jugendliche unter 19 Jahren; Teilnahme am Reha-Programm an weniger als drei Tagen während des ersten Monats
8.	(132) 93
9.	75%
10.	9 Monate
11.	die Patienten der 'Reha-Gruppe' haben signifikant weniger Wiederaufnahmen (Chi^2-Test); in der Tendenz werden sie später rehospitalisiert und verbleiben kürzere Zeit im Krankenhaus

1. *Franklin et al. (1975)*

2. naturalistisch

3. Community Mental Health Centers; North Carolina / USA

4. Vergleich einer Patientengruppe mit Wiederaufnahmen mit einer Gruppe ohne Wiederaufnahmen anhand von 52 Prädiktoren; darunter: Kontakthäufigkeit mit CMHC, medikamentöse Behandlung

5. stationäre Wiederaufnahme

6. Patienten nach der Entlassung aus einem psychiatrischen Krankenhaus

7. keine

8. (143) 107

9. (22% Psychosen)

10. 6 - 13 Monate

11. Patienten mit Wiederaufnahme im Beobachtungszeitraum haben zuvor signifikant mehr Kontakte mit CMHCs als Patienten ohne Wiederaufnahme; keine Unterschiede in der medikamentösen Behandlung

1. *Hornstra und McPartland (1963)*

2. naturalistisch

3. 'aftercare clinic' (Beratung; Pharmakotherapie); Kansas City / Missouri

4. Vergleich zweier Patientengruppen
   - Patienten nach stationärer Behandlung
   - Patienten nach stationärer Behandlung mit Überweisung zur Nachsorgeeinrichtung

5. stationäre Wiederaufnahme

6. Patienten nach stationärer Behandlung

7. unbekannt

8. 475

9. unbekannt

10. 12 Monate

11. Patienten mit Überweisung zur Nachsorgeeinrichtung haben eine niedrigere Wiederaufnahmerate (20.2%) als Patienten ohne Überweisung (30.7%)

1. *Kirk (1976*; vgl. auch Kirk, 1977)

2. naturalistisch

3. Mental Health Centers; Kentucky / USA

4. Vergleich einer Patientengruppe mit mindestens einmaligem Nachsorgekontakt mit einer Patientengruppe ohne Kontakt zur Einrichtung; Vergleich von Patientengruppen mit unterschiedlichen Kontakthäufigkeiten zum MHC

5. stationäre Wiederaufnahme; Zeitintervall bis zur Wiederaufnahme

6. Patienten nach Entlassung aus stationärer Behandlung

7. Alkoholismus; Drogenabhängigkeit; geistige Behinderung

8. 579

9. 41.5%

10. 24 - 36 Monate

11. Patienten ohne Nachsorgekontakte haben eine signifikant niedrigere Wiederaufnahmerate (Chi^2-Test) als Patienten mit Nachsorgekontakten; für Patienten mit Nachsorgekontakten gilt:
    - bei mittlerer absoluter Kontakthäufigkeit ist die Wiederaufnahmerate am höchsten
    - bei 'chronischen' Patienten ist die Wiederaufnahmewahrscheinlichkeit bei 1 bis 10 Kontakten höher als bei mehr als 10 Kontakten
    - mit steigender 'Intensität' der Kontakte (absolute Häufigkeit pro Zeitintervall) steigt die Rate der Wiederaufnahmen
    - mit steigender Anzahl der Nachsorgekontakte vergrößert sich das Zeitintervall bis zur Wiederaufnahme; jedoch: Patienten ohne Nachsorgekontakt verbleiben länger außerhalb des Krankenhauses als Patienten mit 1-2 Kontakten

1.	*Mayer et al. (1973)*
2.	naturalistisch
3.	11 'aftercare clinics': CMHC, Notfalldienst, geriatrische Nachsorgeklinik, Tagesklinik; New York
4.	Vergleich einer Patientengruppe mit mindestens einmaligem Kontakt zu einer Nachsorgeeinrichtung mit einer Gruppe ohne Kontakt; Vergleich von Patienten mit unterschiedlichen Häufigkeiten an Nachsorgekontakten
5.	stationäre Wiederaufnahme
6.	Patienten nach Krankenhausentlassung mit Überweisung an eine der Nachsorgeeinrichtung
7.	unbekannt
8.	(249) 236
9.	unbekannt
10.	12 Monate
11.	keine Unterschiede in den Wiederaufnahmeraten zwischen den Patientengruppen mit und ohne Nachsorgekontakten; Patienten mit mehr als zwei Nachsorgekontakten haben eine höhere Wiederaufnahmerate als Patienten mit einem oder zwei Kontakten

1.	*McCranie und Mizell (1978)*
2.	naturalisisch
3.	'aftercare clinic' im Südosten der USA
4.	Vergleich von drei Patientengruppen mit je unterschiedlicher Kontakthäufigkeit (1-9/10-17/18 Kontakte und mehr) zur Nachsorgeeinrichtung
5.	stationäre Wiederaufnahme
6.	Patienten mit mindestens einmaligem Kontakt zur Nachsorgeeinrichtung
7.	unbekannt
8.	421
9.	ca. 50%
10.	12 - 54 Monate
11.	mit steigender absoluter Kontakthäufigkeit sinkt die Rehospitalisierungsrate; nach Dichotomisierung der Nachsorgevariablen (1-9 Kontakte vs 10 Kontakte und mehr) und Schichtung der Patientenpopulation ergibt sich eine signifikant negative Beziehung (Chi^2-Test) zwischen Nachsorge und Wiederaufnahme bei Psychotikern, Frauen, Patienten mit schwarzer Hautfarbe und bei über 40jährigen, nicht jedoch bei Nicht-Psychotikern, Männern, Weißen und jüngeren Altersgruppen

1.	*McNees et al. (1977)*
2.	naturalistisch
3.	Community Mental Health Centers (Individual- und Gruppentherapie; Pharmakotherapie; Sozialberatung) in Tennessee
4.	Vergleich einer Patientengruppe mit mindestens einmaligem Kontakt zum CMHC mit einer Gruppe ohne Kontakt
5.	stationäre Wiederaufnahme
6.	Patienten nach Entlassung aus stationärer Behandlung
7.	unbekannt
8.	unbekannt
9.	unbekannt
10.	14 - 20 Monate
11.	in der Patientengruppe mit Nachsorgekontakten ist die Wiederaufnahmerate niedriger

1. *Nuehring et al. (1980)*

2. naturalistisch

3. 'mental health clinic'; Florida / USA

4. Vergleich einer Patientengruppe mit Wiederaufnahmen im Follow-up-Zeitraum mit Patienten ohne Wiederaufnahme; Nachsorgevariable: kein Kontakt / 'drop-out' / 'kontinuierliche Nachsorge'

5. stationäre Wiederaufnahme

6. Patienten nach stationärer Behandlung, die sich bereit erklärten, an der Untersuchung teilzunehmen

7. körperliche Behinderung; stationäre Unterbringung per Gesetz

8. (414) 332

9. (ca. 70% funktionelle Psychosen)

10. 6 Monate

11. Patienten in kontinuierlicher Nachsorge haben eine signifikant höhere Wiederaufnahmerate als Patienten, die entweder keine Nachsorge erhalten oder die Nachsorgekontakte abbrechen (Chi^2-Test); Diskriminanzanalysen, bei denen Prädiktorvariablen aus den Bereichen 'stationäre Behandlung', 'Soziodemographie', 'Nachsorge' und 'soziale Einflußfaktoren' schrittweise einbezogen werden, haben folgendes Ergebnis: die Variable 'Nachsorge' leistet den größten Beitrag zur Unterscheidung, d.h. Patienten mit Wiederaufnahmen zeichnen sich aus durch vorausgegangene kontinuierliche Nachsorge

1.	*Orlinski und d'Elia (1964)*
2.	naturalistisch
3.	Community Mental Health Center (Beratung; Pharmakotherapie; Psychotherapie; Aktivierungsprogramm); Chicago / USA
4.	Vergleich einer Patientengruppe mit mindestens einmaligem Kontakt zum CMHC mit einer Patientengruppe ohne Kontakt
5.	stationäre Wiederaufnahme
6.	Patienten mit Wohnsitz Chicago und Klinikdiagnose Schizophrenie nach Entlassung (conditional discharge) aus stationärer Behandlung
7.	Patienten mit Ersthospitalisierung mehr als acht Jahre vor Untersuchungsbeginn
8.	2132
9.	100%
10.	24 Monate
11.	der Anteil der Wiederaufnahmen zu verschiedenen Zeitpunkten (1/2/3/6/12/24 Monate) nach der Krankenhausentlassung ist bei den Nachsorgepatienten signifikant niedriger; dieser Effekt ist unabhängig von der Länge des Zeitintervalls zwischen Entlassung und erstem Nachsorgekontakt; tendentiell sinkt die Rehospitalisierungswahrscheinlichkeit mit der absoluten Häufigkeit der Nachsorgekontakte

1. *Purvis und Miskimins (1970)*

2. 'random'-Zuweisung

3. Community Mental Health Center (Gruppen-, Individual-Nachsorgeprogramm mit Schwerpunkt beruflicher Rehabilitation); Denver / Colorado

4. Drei-Gruppen-Vergleich: Gruppen-Nachsorgeprogramm vs Individual-Nachsorgeprogramm vs Kontrollgruppe ohne spezielles Nachsorgeprogramm

5. (teil-) stationäre Wiederaufnahme; Beschäftigungsstatus; Arbeitszufriedenheit

6. Patienten des CMHC

7. unbekannt

8. 152

9. unbekannt

10. unbekannt

11. Patienten im Gruppen-Nachsorgeprogramm haben eine niedrigere Wiederaufnahmerate als Patienten im Individual-Programm und in der Kontrollgruppe

1.	*Sheldon (1964)*
2.	'random'-Zuweisung
3.	Psychiatrische Tagesstätte (day centre) / Psychiatrische Ambulanz / Allgemeinarzt in Croyden / England
4.	Drei-Gruppen-Vergleich: Versorgung im 'day-centre' vs Versorgung durch psychiatrische Ambulanz vs Kontrollgruppe (Versorgung durch Allgmeinarzt)
5.	stationäre Wiederaufnahme
6.	weibliche Patienten im Alter zwischen 20 und 59 Jahren mit Diagnose Schizophrenie oder Depression, nach stationärer Behandlung
7.	Männer; Heranwachsende; Alterskranke
8.	(89) 83
9.	61.8%
10.	6 Monate
11.	Patienten in psychiatrischer Nachsorge ('day-centre' / Ambulanz) haben eine signifikant niedrigere Wiederaufnahmerate (Chi^2-Test) als Patienten, die beim niedergelassenen Allgemeinarzt behandelt werden; diese signifikante Beziehung ergibt sich auch bei isolierter Betrachtung der schizophrenen Patienten

1. *Solomon et al. (1984)*

2. naturalistisch

3. alle 37 außerstationären psychiatrischen Versorgungseinrichtungen (community mental health aftercare agencies / specialized aftercare agencies) des Bezirks Cuyahoga / Ohio

4.   - absolute Anzahl an Stunden in Nachsorge
   - Anzahl an Einrichtungen, die in Anspruch genommen werden
   - Intensität der Inanspruchnahme: durchschnittliche Stunden pro Monat
   - Regelmäßigkeit der Inanspruchnahme

5. Anzahl der Tage bis zur stationären Wiederaufnahme

6. Patienten nach stationärer Behandlung, im Alter zwischen 18 und 65 Jahren, mit Wohnsitz im Einzugsbereich der Nachsorgeeinrichtungen, die sich bereit erklärten, an der Untersuchung teilzunehmen

7. Altersbegrenzung; Überweisung in Langzeiteinrichtung (z.B nursing home) nach der Entlassung; stationäre Behandlung kürzer als 24 Stunden

8. (687) 486

9. 58%

10. 12 Monate

11. zur Datenanalyse wird eine hierarchische schrittweise multiple Regressionsanalyse durchgeführt, in die neben den Nachsorgevariablen auch soziodemographische Daten und Krankheitsdaten einbezogen werden; 64 Patienten, die innerhalb der ersten drei Monate zur Wiederaufnahme kamen, werden wegen fehlender linearer Beziehung zwischen unabhängigen und abhängigen Variablen von der Analyse ausgeschlossen; nach Kontrolle soziodemographischer und klinischer Faktoren leisten die Nachsorgevariablen einen signifikanten Beitrag zur Varianzaufklärung der Outcome-Variablen: mit der Anzahl verschiedener in Anspruch genommener Dienste steigt die Länge des Aufenthaltes in der Gemeinde; dagegen verkürzt sich das Zeitintervall bis zur Wiederaufnahme mit zunehmender Intensität und Regelmäßigkeit der Inanspruchnahme signifikant

1. *Tessler und Mason (1979)*

2. naturalistisch

3. Community Mental Health Centers in Massachusetts / USA

4. Vergleich einer Patientengruppe mit mindestens zwei Kontakten zum CMHC mit einer Gruppe mit keinem bzw. einem Kontakt

5. stationäre Wiederaufnahme

6. Patienten im Alter zwischen 18 und 65 Jahren nach der Entlassung aus stationärer Behandlung, die einwilligten, an der Untersuchung teilzunehmen

7. geistige Behinderung; stationäre Unterbringung per Gesetz; keine englischen Sprachkenntnisse; Altersbegrenzung; Patienten, die nach der Entlassung in 'halfway houses' aufgenommen werden

8. (213) 146

9. 54.4%

10. 3 Monate

11. kein signifikanter Unterschied (Chi^2-Test) in den Wiederaufnahmeraten zwischen den Gruppen

1.	*Vitale und Steinbach (1965)*
2.	naturalistisch (Zuweisung nach ärztlichem Urteil)
3.	'Mental hygiene clinic' (Pharmakabehandlung; Psychotherapie; Beratung); 'day centre' (Rehabilitationsprogramm mit sozialen und beruflichen Schwerpunkten; Pharmakabehandlung) in Palo Alto / Californien
4.	'Memtal hygiene clinic'-Behandlung vs 'day centre'-Behandlung, wobei letzteres eine stärkere Supervision und Anleitung beinhaltet
5.	stationäre Wiederaufnahme; Beschäftigungsstatus
6.	krankenhausentlassene männliche Patienten mit einer Gesamtdauer stationärer Behandlung von mehr als zwei Jahren, bei fortbestehender psychotischer Erkrankung mit chronischer Behinderung
7.	unbekannt
8.	52 (nur männliche Patienten)
9.	(100% Psychosen)
10.	6 Monate
11.	die Rehospitalisierungsraten in den beiden Behandlungsgruppen (MHC: 26%; DC: 17%) unterscheiden sich nicht signifikant (Chi^2-Test)

1. *Winston et al. (1977)*

2. naturalistisch

3. 'Nachsorgeeinrichtungen' (Individual-, Gruppenpsychotherapie; Pharmakotherapie) in New York

4. Vergleich einer Patientengruppe mit Nachsorgekontakten vs Patienten ohne Nachsorge

5. stationäre Wiederaufnahme

6. Patienten nach Entlassung aus stationärer Behandlung

7. unbekannt

8. (212) 114

9. 68%

10. 12 Monate

11. die Rate der Wiederaufnahmen ist in der Gruppe der Patienten mit Nachsorgekontakten signifikant niedriger als in der Gruppe ohne Nachsorge (Chi^2-Test); Dieselbe signifikante Beziehung zwischen Nachsorge und Wiederaufnahme ergibt sich auch bei isolierter Untersuchung der an Schizophrenie erkrankten Patienten (n=78)

Anhang II

Syndromliste auf der Basis der 140 Symptome des PSE (9. Auflage)
Quelle: Wing et al. (1982)

Syndrom-Nr. (a)	Syndrom-bezeichnung (b)	Symptome des PSE-Systems (c)	
1 (NS)	*Kern-Syndrom*	55 Gedankeneingebung 56 Gedankenausbreitung 57 Kommentierende Gedanken 58 Gedankenentzug	62 Stimmen, die über den Patienten sprechen 71 Wahnhafte Störungen des Icherlebens 81 Wahn, von fremden Kräften durchdrungen zu werden 82 Primäre Wahninhalte
		0 Keine Symptome 1 NS? = nur fragliche Wahninhalte 2 NS+ = 1 Symptom 3 NS++ = 2+ Symptome	11 ☐
2 (CS)	*Katatones Syndrom*	116 Manierismen und bizarre Körperhaltung 119 Katatone Bewegungsstörungen	
		0 Keine Symptome 2 CS+ = 1 Symptom 3 CS++ = 2 Symptome	12 ☐
3 (IS)	*Inkohärente Sprache*	135 Neologismen 136 Inkohärenz der Sprache	
		0 Kein Symptom 2 IS+ = 1 Symptom 3 IS++ = 2 Symptome	13 ☐
4 (RS)	*Residual-syndrom*	60 (2) Hören von Murmeln oder Flüstern 118 Verhalten, das für Halluzinationen spricht 132 Nicht kommunikative Sprache	
		0 Kein Symptom 2 RS+ = 1 Symptom 3 RS++ = 2+ Symptome	14 ☐

(*a*)	(*b*)	(*c*)	
5 (DD)	*Depressive Wahninhalte und Halluzinationen*	61 (2) Depressive Halluzinationen 88 Schuldwahn 91 Hypochondrischer Wahn (verstopfte Gedärme etc.) 92 Katastrophenwahn 0 Keine Symptome 2 DD+ = 1 Symptom 3 DD++ = 2+ Symptome	15
6 (SD)	*Einfache Depression*	19 Ineffizientes Denken 23 Depressive Stimmung 24 Hoffnungslosigkeit 25 Suicidale Absichten oder Handlungen 121 Bei der Untersuchung beobachtete Depression 0 Kein Symptom 1 SD? = weder Symptom 23 noch 121 anwesend 2 SD+ = 1 Symptom (23 oder 121) 3 SD++ = 2+ Symptome (einschließlich 23 oder 121)	16
7 (ON)	*Zwangsneurose*	44 Kontroll- und Wiederholungszwang 45 Sauberkeitszwang und ähnliche Rituale 46 Zwangsgedanken und Zwangsgrübeln 0 Kein Symptom 2 ON+ = 1 Symptom 3 ON++ = 2+ Symptome	17
8 (GA)	*Allgemeine Angst*	11 Angst 14 Panikattacken 120 Bei der Untersuchung beobachtete Angst 0 Kein Symptom 2 GA+ = 1 Symptom 3 GA++ = 2+ Symptome	18
9 (SA)	*Situationsbedingte Angst*	15 Situationsbedingte Angst 17 Spezielle Phobien 18 Vermeidung von angstauslösenden Situationen 0 Kein Symptom 2 SA+ = 1 Symptom 3 SA++ = 2+ Symptome	19

(*a*)	(*b*)	(*c*)
10 (HT)	*Hysterie*	64 (2) Dissoziative Halluzinationen (nicht subkulturell bedingt) 100 Psychogene Bewußtseinseinengung 101 Konversionssymptome 122 Theatralisches Verhalten
		0 Kein Symptom 2 HT+ = 1 Symptom 3 HT++ = 2+ Symptome
11 (AF)	*Affektverarmung*	128 Affektverarmung
		0 Kein Symptom 2 AF+ = 1 Symptom
12 (HM)	*Hypomanie*	41 Expansive Stimmung 42 Gedankendrängen 43 Größenideen und entsprechende Handlungen 123 Hypomanische Stimmungslage 137 Hypomanische Sprachinhalte
		0 Kein Symptom 1 HM? = wenn nur die Symptome 42, 43 oder 137 anwesend sind 2 HM+ = 1 Symptom (41 oder 123) 3 HM++ = 2+ Symptome (einschließlich 41 oder 123)
13 (AH)	*Akustische Halluzinationen*	63 Stimmen, die zum Patienten sprechen (nicht affektiv bedingt)
		0 Kein Symptom 2 AH+ = 1 Symptom
14 (PE)	*Verfolgungswahn*	74 Verfolgungswahn
		0 Kein Symptom 1 PE? = nur fragliche Wahninhalte 2 PE+ = 1 Symptom
15 (RE)	*Beziehungswahn*	72 Wahnhafte Beziehungsideen 73 Wahnhafte Mißdeutungen
		0 Kein Symptom 1 RE? = nur fragliche Wahninhalte 2 RE+ = 1 Symptom 3 RE++ = 2 Symptome

Kästchen-Nummern: 20, 21, 22, 23, 24, 25

(a)	(b)	(c)
16 (GR)	*Größenwahn und religiöser Wahn*	76 Wahn, außergewöhnliche Fähigkeiten zu besitzen 77 Größenwahn 78 Religiöser Wahn
		0 Kein Symptom 1 GR? = nur fragliche Wahninhalte 2 GR+ = 1 Symptom 3 GR++ = 2+ Symptome
17 (SF)	*Sexuelle und phantastische Wahninhalte*	59 Wahnidee, daß die Gedanken gelesen werden können 70 (2) Wahnhafte Verarbeitung von Halluzinationen 75 Wahn, unterstützt zu werden 79 Wahnhafte Erklärungen (Hypnose u. ä.) 80 Wahnhafte Erklärungen (Strahlen u. ä.) 84 Eifersuchtswahn 85 Wahn, schwanger zu sein 86 Sexuelle Wahninhalte 87 Phantastische Wahninhalte 89 Wahninhalte, welche die äußere Erscheinung betreffen 90 Wahnhafte Depersonalisationserlebnisse
		0 Kein Symptom 1 SF? = nur fragliche Wahninhalte 2 SF+ = 1 Symptom 3 SF++ = 2+ Symptome
18 (VH)	*Optische Halluzinationen*	66 (2) Optische Halluzinationen
		0 Kein Symptom 2 VH+ = 1 Symptom
19 (OH)	*Geruchshalluzinationen*	68 Geruchshalluzinationen 69 Wahnidee, einen Geruch auszuströmen
		0 Kein Symptom 2 OH+ = 1 Symptom 3 OH++ = 2 Symptome
20 (OV)	*Überaktivität*	112 Erregung 113 Distanzloses Verhalten 115 Schamloses Verhalten
		0 Kein Symptom 2 OV+ = 1 Symptom 3 OV++ = 2+ Symptome

Kodierfelder (rechte Spalte): 26, 27, 28, 29, 30

(*a*)	(*b*)	(*c*)

21 (SL)   *Verlangsamung*

110 Verlangsamung und Aktivitätsverlust
130 Verlangsamte Sprache
133 Mutismus
134 Einschränkung der Sprachäußerungen

   0   Kein Symptom
   2   SL+ = andere Symptome
              außer Mutismus
   3   SL++ = Mutismus (133)

31 □

22 (NP)   *Unspezifische psychotische Symptome*

49 Entfremdungsgefühl und Wahnstimmung
50 Erhöhte Wahrnehmungsfähigkeit
52 Veränderte Wahrnehmung
53 Änderung des Zeiterlebens
60 (1) Patient hört Musik, Klopfen u. ä.
61 (1) Patient hört eine Stimme,
     die seinen Namen ruft
66 Ungeformte optische Halluzinationen
70 (1) Andere Halluzinationen
94 Ausweichendes Verhalten bzgl.
     der Wahninhalte
102 Bewußtseinstrübung oder Stupor
109 Bizarre äußere Erscheinung
117 Stereotypien
125 Argwohn
126 Ratlosigkeit
129 Inadäquater Affekt

   0   Kein Symptom
   1   NP? = 1 Symptom
   2   NP+ = 2 Symptome
   3   NP++ = 3+ Symptome

32 □

23 (DE)   *Depersonalisation*

47 Derealisation
48 Depersonalisation

   0   Kein Symptom
   2   DE+ = 1 Symptom
   3   DE++ = 2 Symptome

33 □

24 (ED)   *Spezielle depressive Symptome*

29 Herabgesetztes Selbstwertgefühl
32 Beziehungsideen mit Schuldinhalten
33 Krankhafte Schuldgefühle
51 Gedämpfte Wahrnehmung
54 Gefühl des Affektverlustes

   0   Kein Symptom
   2   ED+ = 1 Symptom
   3   ED++ = 2+ Symptome

34 □

168

(a)	(b)	(c)

25 (AG)	*Agitiertheit*	111 Agitiertheit bei der Untersuchung
		
		    0 Kein Symptom
		    2 AG+ = 1 Symptom
			35

26 (NG)	*Vernachlässigung des Äußeren*	108 Vernachlässigung des Äußeren
		
		    0 Kein Symptom
		    2 NG+ = 1 Symptom
			36

27 (IR)	*Einfache Beziehungsideen*	31 Einfache Beziehungsideen
		
		    0 Kein Symptom
		    2 IR+ = 1 Symptom
			37

28 (TE)	*Spannungsgefühl*	5 Spannungsschmerzen
		7 Muskuläre Verspannung
		8 Ruhelosigkeit
		
		    0 Kein Symptom
		    2 TE+ = 1 Symptom
		    3 TE++ = 2+ Symptome
			38

29 (LE)	*Energieverlust*	36 Gefühl der Antriebslosigkeit
		
		    0 Kein Symptom
		    2 LE+ = 1 Symptom
			39

30 (WO)	*Sorgen, etc.*	4 Sorgen
		6 Müdigkeit
		10 Nervöse Anspannung
		21 Vernachlässigung durch Grübeln
		35 Einschlafstörungen
		
		    0 Kein Symptom
		    2 WO+ = 1 Symptom
		    3 WO++ = 2+ Symptome
			40

31	*Reizbarkeit*	40 Reizbarkeit
		124 Feindselige Gereiztheit bei der Untersuchung
		
		    0 Kein Symptom
		    2 IT+ = Symptom 40
		    3 IT++ = Symptom 124
			41

(a)	(b)	(c)
32 (SU)	*Unbehagen in Gesellschaft*	16 Angst, Menschen zu treffen 28 Soziale Zurückgezogenheit 30 Mangel an Selbstvertrauen 0 Kein Symptom 2 SU+ = 1 Symptom 3 SU++ = 2+ Symptome	42
33 (IC)	*Interessenverlust und Konzentrations-schwierigkeiten*	20 Konzentrationsschwierigkeiten 22 Nachlassen der Interessen 0 Kein Symptom 2 IC+ = 1 Symptom 3 IC++ = 2 Symptome	43
34 (HY)	*Hypochondrie*	9 Hypochondrie 0 Kein Symptom 2 HY+ = 1 Symptom	44
35 (OD)	*Andere Symptome der Depression*	27 Morgendliche depressive Verstimmung 34 Appetitlosigkeit 37 Frühzeitiges morgendliches Aufwachen 38 Libidoverlust 39 Prämenstruelle Symptomverschlechterung 0 Kein Symptom 2 OD+ = 1 Symptom 3 OD++ = 2+ Symptome	45
36 (OR)	*Organische Leistungsminderung*	67 Optische Halluzinationen in delirantem Zustand 103 Organisch bedingte Gedächtnisstörungen 0 Kein Symptom 2 OR+ = 1+ Symptom	46
37 (SC)	*„Subkulturelle" Wahninhalte oder Halluzinationen*	64 (1) „Subkulturelle" Halluzinationen 83 „Subkulturelle" Wahninhalte 0 Kein Symptom 2 SC+ = 1+ Symptom	47
38 (DI)	*Adäquatheit des Interviews*	139 Irreführende Antworten 140 Zweifel an der Adäquatheit des Interviews 0 Kein Item 2 DI+ = 1 Item	48

In der SCL nicht verwendete Symptome: 1, 2, 3, 12, 13, 26, 61 (3), 65, 93, 95–99, 104–107, 114, 127, 131, 138

Anhang III

PSE-Subscores DAH und BSO: konstituierende Syndrome und maximale Scorewerte[1]
Quelle: Wing et al. (1982)

DAH   *'Wahn und halluzinatorische Syndrome'*

(NS)	Kernsyndrom	14
(DD)	Depressive Wahninhalte und Halluzinationen	8
(AH)	Akustische Halluzinationen	2
(PE)	Verfolgungswahn	2
(RE)	Beziehungswahn	4
(GR)	Größenwahn und religiöser Wahn	6
(SF)	Sexuelle und phantastische Wahninhalte	24
(VH)	Optische Halluzinationen	2
(OH)	Geruchshalluzinationen	4
(SC)	'Subkulturelle' Wahninhalte oder Halluzinationen	3
		69

BSO   *'Verhaltens- und Sprachauffälligkeiten'*

(CS)	Katatones Syndrom	4
(IS)	Inkohärente Sprache	4
(RS)	Residualsyndrom	6
(AF)	Affektverarmung	2
(HM)	Hypomanie	10
(OV)	Überaktivität	6
(SL)	Verlangsamung	8
(NP)	Unspezifische psychotische Symptome	26
(AG)	Agitiertheit	2
(NG)	Vernachlässigung des Äußeren	2
		70

---

[1] Die maximalen Scorewerte sind theoretische Werte, da einzelne Syndrome und Symptome sich wechselseitig ausschließen.

Sachverzeichnis